グローバルヘルスの現場から見えたこと

― ハルマッタンの風に運ばれて ―

池田　憲昭

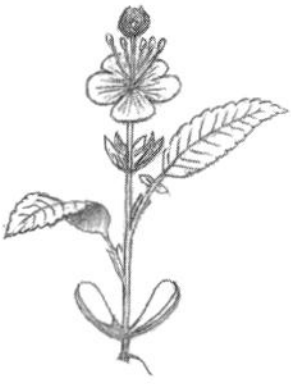

一般財団法人　口腔保健協会

扉のイラストは、ゲーテの「植物の原型と変態」の概念に基づいて描かれたA. K. von Marilaunによる『ゲーテの原植物』（一八八八）の図一部改変

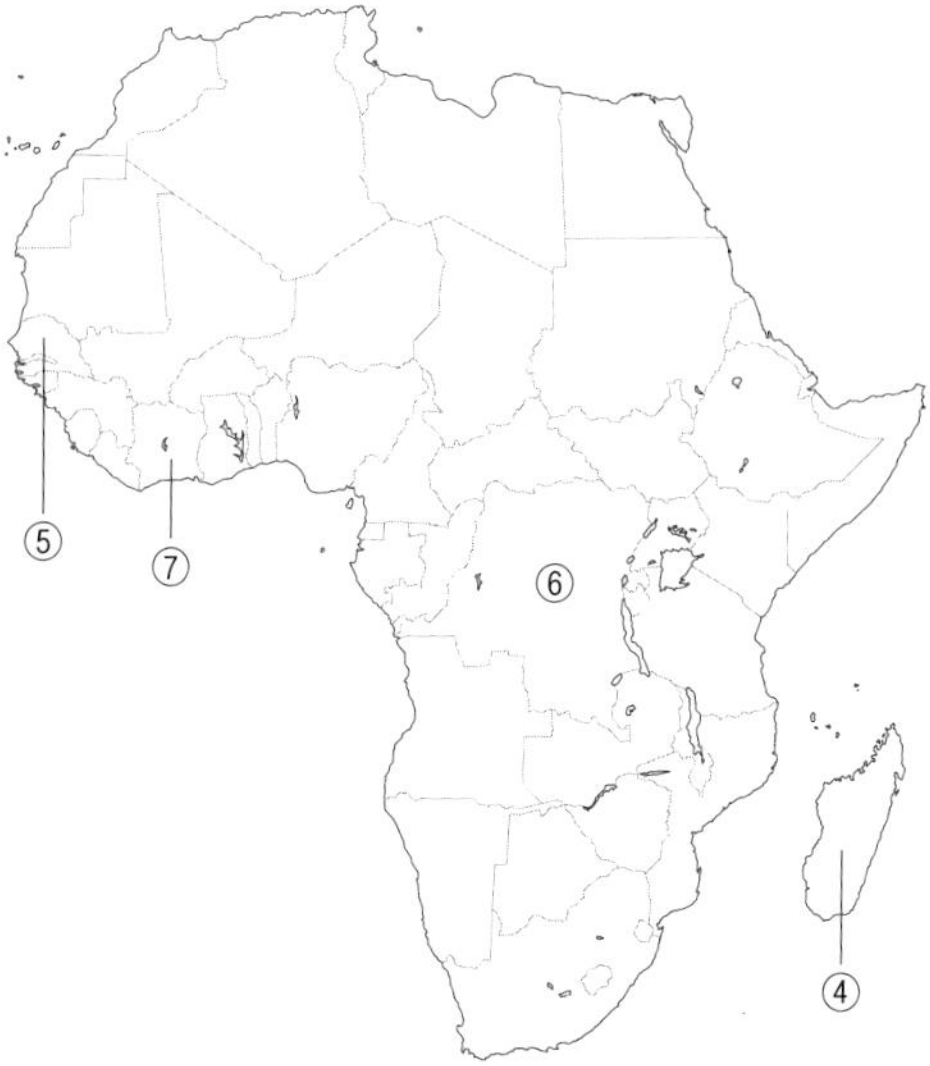

著者が「グローバルヘルス」に邁進した足跡（アフリカを中心に）

① フランス（パリ）

② カンボジア

③ ブラジル　1998～2000 年

④ マダガスカル　2000～2004 年

⑤ セネガル　2005～2007 年

⑥ コンゴ民主共和国　2008～2013 年、2013～2017 年

⑦ コートジボワール　2018～2022 年

「私は現場に行くこと、あるがままに現実を見ることを選びました」

（ピエール・ブルデュー（加藤晴久編）『超領域の人間学』、藤原書店、二〇〇二）

はじめに

本書は、グローバルヘルス専門家としてのキャリアから引退した私が、主にサブサハラ・アフリカの保健開発の現場で経験したことを書き留めたものである。そのエッセンスは第二章にある。著者は歯科医師である。歯科医師がどのような理由、きっかけでグローバルヘルス専門家としてのキャリアを選ぶことになったのかという質問をよく受ける。そこで第一章に私が歯科医師になるまでの経緯と、歯科医師から口腔外科医へ、口腔外科医からグローバルヘルス専門家へのキャリアパスを辿ってみた。そのようなキャリアパスについて興味がない読者は、第一章は読み飛ばしていただきたい。第三章と第四章に、私がグローバルヘルス専門家として具体的にはどのような働き方をしてきたかを書いた。第二章の補足説明と言えるかもしれない。第五章にはグローバルヘルスに関心のある若い人たちへのメッセージを記した。

本書を読み終えた時に、読者がグローバルヘルスの一端について、そしてその目的である「世界中の全ての人々の健康の公平性を達成する」という社会のイメージを少しでも思い描いていただけることを願いながら、そして特に若い人たちが彼らのキャリアの選択肢としてグローバルヘルスも視野にいれていただければ望外の喜びである。

目次

プロローグ ―グローバルヘルスとの出会い

二〇二二年六月の初め、フランスの新型コロナウイルス感染症の規制がようやく緩やかになってまもなく、陽光輝くセーヌ左岸の古いカフェで私は旧友のジルとアンヌ夫妻と久しぶりに会っていた。私がパリのピチエ・サルペトリエール病院の口腔病・顎顔面外科でレジデントとして研修中に、同じ病院の熱帯病学研究所のレジデントだった感染症専門医ジル・ラガンと初めて出会ったのは一九八四年の冬である。当時のピチエ・サルペトリエール病院の熱帯病学研究所には世界に先駆けて組織されたエイズ(免疫不全症候群)専門病棟があった。エイズ患者は、免疫不全に伴って口腔、顔面、頸部に様々な症状が発現するため、口腔病・顎顔面外科も連携して患者のケアに参加していた。口腔や頸部の腫瘤の生検依頼のあったエイズ患者を診察するうちに、多くの患者が感染初期に口腔や鼻咽喉の症状で歯科や耳鼻咽喉科に受診していたことがわかった。そこでエイズ患者専門病棟の入院患者を対象にして口腔、顔面、頸部の症状に焦点を当てた横断的な調査をすることになり、熱帯病学研究所のジルと共同作業をすることになったのである。一九八一年に米国で最初にエイズ症例が報告されてからまだ三年経ったばかりで、原因ウイルスにはＨＩＶという命名が未だされておらず、治療法の確立されていなかったエイズは不治の病とされていた時代である。

私の職業人生においてアフリカとの最初の接点は、当時留学先のパリの病院で出会ったアフリカから治療に訪れていたエイズ患者さんたちだったように思う。パスツール研究所の研究者でもあったジルから、エイズの原因ウイルスはアフリカの森林の猿に起源があるということを聞いたのもその頃だった。そして今思えば、アフリカ中部のコンゴ民主共和国赤道州のヤムブクに、コンゴ民主共和国（当時ザイール）人医師のジャン＝ジャック・ムィエンベ＝タムフム氏が、国際専門家チームが到着する前に国内チームを率いてエボラウイルスの発見の契機となる調査をしていたのは、その頃から少し遡った一九七六年のことだったのである（**文献1**）。

二〇一五年三月、時空を飛び越えて私は、そのムィエンベ氏とコンゴ民主共和国のエボラ対策専門家チームがコートジボワールの保健省と話し合いをする場に、コンゴ側の顧問として同席することになる。コートジボワールは、二〇一三年十二月から急速にエボラウイルス病のアウトブレイクが拡大しつつあったリベリアとギニア両国と国境を接している。ムィエンベ氏は、自身がエボラウイルスを発見した後四十年間に国内の七回のアウトブレイクを封じ込めてきた人物として、コートジボワール保健省にエボラ対策のアドバイスを求められていた。「人間が作った国境とは関係なく森は繋がっている。野生動物を狩猟して、栄養源としている森の人々の生活も国に関わらず同じだから、エボラはアフリカのどこにでも発生しうる」とムィエンベ氏は、エボラの感染拡大の予防には、国境の検疫だけでなく、平時からコミュニティのレベルでの住民への働きかけと疾病の早期発見が大切であると、コートジボワール関係者に語りかけていたことを思い出す。

人材と資機材の豊富な先進国では、エボラのように高度に感染力の強く致死率の高い感染症に感染した患者は直ちに専門病棟で治療が可能であろう。しかし資源の乏しいコンゴでは、感染症の発生した地域に臨時のケアセンターを設けて、中央から感染対策に経験のある専門家を送りこんでその地域全体で流行を封じ込めるという、独自の方法を実施して長年経験を蓄積してきた。世界保健機関（ＷＨＯ）は、二〇一三年から始まった西アフリカのエボラのアウトブレイクの時に、この対策方法を採用して、経験のあるコンゴ人専門家を一五〇名以上前線に送り込んだのである。

一九七六年と一九八一年、どちらもアフリカの森の動物とヒトの接触を契機としたウイルス性疾患として、エボラとエイズは突然現れた。私は、たまたまその当時パリにいて、エイズという感染症を知ったがエボラについては全く知らなかった。二〇一四年の西アフリカにおけるエボラのアウトブレイクの時、たまたま私はコンゴ民主共和国保健省に派遣されていたが、外国からの支援に頼らず、国内で独自の封じ込めの方法を続けてきたムィエンベ氏の偉大さとその対策チームのパフォーマンスの質の高さを、私はその時まで知らなかった。西アフリカのアウトブレイクを境に、エボラもようやくグローバルな関心を集めて、多くの犠牲者を出しながらも現在は「治療と予防が可能」な感染症となりつつある。そして二〇一九年末に新型コロナウイルス感染症のパンデミックに世界が襲われることになり、この原稿を執筆している今、未だに終息はしていない。そして、わたしたちは明日また未知の感染症が世界のどこかで発生するかもしれないことを知っている。

一九九六年に、私は口腔外科から離れてグローバルヘルスの世界に移った。その頃に読んだ大著『熱帯医学』（**文献2**）の著者マルク・ジャンティリーニは、ジルが一九八四年当時所属していた熱帯医学研究所所長であり、私が患者から聞き取りをして、診察することを許可してくれていた責任者であったことを初めて知った。すなわち、私は知らないうちに一九八四年のパリでグローバルヘルスに出会っていたのである。それから現在まで、ジルは感染症分野、特にＨＩＶの分野でグローバルヘルスの世界でアフリカをフィールドにして仕事を続けていたこと、私たち二人が長年近いところで働いていたことがわかったのは最近のことであった。

私がアフリカで経験してきたグローバルヘルスとは、「世界中の全ての人々の健康の公平性を達成することと人々の健康の改善に優先順位を置く、研究・調査・実施のための一分野」と定義されている（**文献3**）。全ての人々の健康の公平性を目指すということは、先進国においてもアフリカにおいても、それぞれの国の中においても、年齢、性別、社会経済的な立場に関わらず、人の命の価値は同じだという根本的な合意に基づいている。パリに留学していた頃、私は、日本も含めて、世界中で弱い立場の人たちが不当な暴力を受けて、命の危険に晒されているということについて深く考えたこともなかった。今振り返ってみると、私のグローバルヘルスへの関わりとは、口腔外科医としてのフランスへの留学から始まり、アジアから南米とアフリカ、エイズからエボラそして新型コロナ感染症への長い旅であり、アフリカという「辺境」と呼ばれる地で、そこで起こっていることを見て、人々と話し、考え、教えられることだった。今から、この長い旅路をもう一度辿ってみよう、西アフリカの貿易風ハルマッタン（Harmattan）に運ばれるように。

第一章　口腔外科医からグローバルヘルス専門家へ、二つのキャリアを経験して

一九九六年、四十四歳だった私は十九年間積み重ねてきた口腔外科専門医というキャリアに終止符を打ち、グローバルヘルス専門家への道に転じるという決断をした。今、口腔外科医としてのキャリアより長く携わることになったグローバルヘルスの仕事を終えて振り返ってみると、口腔外科医として身につけてきた「診断と治療の精度と質の保証」という考え方は、グローバルヘルスの業務を遂行するための基礎になっていたと思う。

グローバルヘルスにおけるプロジェクト実施の流れは、問題の把握とその原因追求のための情報の収集、問題解決のための手段の選択、そしてその手段を実施した結果得られる成果の評価と、更なる質改善のためのフィードバックである。この流れは、臨床の現場で繰り返して行ってきた診断、治療、治療結果のアセスメントから新たな診断というサイクルと同じである。根拠に基づく判断に至る科学的な考え方や情報収集の方法、原因追求をする研究者

としてあるべき態度は、初学者として行った神経生理学の研究と博士論文作成の過程でその基礎を叩き込まれたと思う。

私の臨床からグローバルヘルスへのキャリア転換のインターフェイスになったのは、疫学との出会いであった。臨床医学とグローバルヘルスの基礎となる公衆衛生学の一部である疫学に興味を持ったきっかけは、一九八四年のフランス留学であった。留学の目的は口腔がん治療の修得だったが、レジデントとして勤務したパリの病院に当時世界的にも先駆的なエイズ専門病棟があったため、口腔症状を有するエイズ患者のケアをする機会に恵まれた。何人かのエイズ患者を調べてみると、エイズと診断される前に口腔カンジダ症などの治療のために歯科や耳鼻咽喉科を受診していた患者がいることがわかった。しかし口腔カンジダ症がある地域のある年齢層に年間にどの程度発症しているのか、またその発症の背景になる要因にはどのようなものか、当時情報はほとんど無かった。このような経験から次第に口腔粘膜疾患の疫学に興味を持ち始めるようになったのである。フランスから帰国後に、名古屋の愛知学院大学歯学部付属病院で講師として口腔外科臨床と教育の一部を受け持つ立場となったが、研究のオリエンテーションは学位の主題である神経生理学ではなく、日本を含むアジア諸国で口腔粘膜疾患の疫学的研究に向かうことになった。愛知県内の疫学専門家の協力を得つつ、自身の疫学的研究を進める中で地域保健における疾病予防対策にも興味を持つようになったのは自然の流れであったように思う。このように仕事の内容が変化する中で、次第に臨床から公衆衛生学、グローバルヘルスへと関心の方向が変わっていった。

グローバルヘルスのキャリアにおいては、開発途上国という未知の現場で圧倒的な格差社会の現実に直面し、当初はその現実と自分の無力さに何度も打ちのめされる思いだった。そのような経験から、格差社会において国民が公平に適切な保健サービスを受けることが可能になるような行政の強化や仕組みづくりを、現地の人たちと共に進めるのが自分に与えられた仕事だという考えが芽生えたのだと思う。歯科医学を学んだ一歯科医師にとって、私のように臨床とグローバルヘルスの二つのキャリアを持つことは、特殊な例だろうかと時々考える。その疑問に対しての私の答えは、歯科医学は基礎医学、臨床医学、社会医学に渡る広範な要素を含む保健科学の範疇にあり、歯科医学を学ぶ者は「歯科」の範疇に限らず時代と共に変化する保健のニーズに呼応しうるリソースであるべきではないか、というものである。本章では、私がどのように口腔外科専門医からグローバルヘルス専門家への道筋を歩んだのか振り返ってみたい。

一　フランス語との出会い

一九六九年のある日、高校二年生の私は名古屋の小さな映画館でジャン＝リュック・ゴダール監督の「気狂いピエロ」を観ていた。フランス映画の「新しい波」ヌーベル・ヴァーグを代表する映画である。この映画の最終場面、若い男女の掛け合いでアルチュール・ランボーの詩「*L'Eternité*（永遠）」が光にたゆたう地中海を背景にして朗読される。

Elle est retrouvée.
Quoi? – L'Éternité.
C'est la mer allée
Avec le soleil.
（また見つかった、／何が、永遠が、／海と溶け合う／太陽が。）

小林秀雄の訳で知られているあまりにも有名な詩「永遠」の冒頭だが、この美しい旋律のような言葉を原語で聞いた時、私は突然フランス語を学びたいと思ったのである。その一年前の一九六八年にフランスでは「五月革命」があり、我が国でも東大安田講堂の攻防があったような時代であった。その頃は未だフランスの思想や哲学が現代よりも日本の文化に深く入り込んでいたと思う。「ベトナムに平和を市民連合」、通称べ平連が街の大通りいっぱいに横並びになって、互いの手を取り合って上げながら行進するデモの方法がフランス・デモと呼ばれた。しかし一九七一年愛知学院大学歯学部に入学してみると、当時の医学界の慣習だったのであろう、第二外国語はドイツ語が必須で、残念ながらフランス語は選択できなかった。そこで名古屋のＹＷＣＡのフランス語教室に通うことにした。三十人ほどの受講生で、会話というより文法と講読が中心で南山大学仏文科の教員が受け持っていた。半年ほどで初級文法を習得することができ、簡単な物語や小説を読み始めた。早速アルチュール・ランボー詩集のポケット版の原書を丸善で購入して、辞書を引きながら読み進めた。ランボーは十六歳から十九歳まで詩作をしてその後絶筆した。その若い詩人の瑞々しい感性が、フランス語の言葉を通して直接若い自分の心を震わせた。その後も学業と仕事とはほとんど関係なく、フランス語を少しずつ学び続けた。この「無駄」で「非生産的」な習慣のおかげで、学生時代から現在に至るまで自分の魂が平穏に戻る場所を見つけることができ、同時に精神の地平が少しだけ広がったように思う。その頃の私は、趣味でフランス語を学ぶことが、将来グローバルヘルスへの扉を開くきっかけになるとは思ってもいなかった。

二　歯学部教養課程の頃 ―地域保健と神経生理学への誘い

私が愛知学院大学歯学部に入学した一九七〇年頃は、最初の二年間が教養、その後の四年間が専門という課程に分かれていた。厚生労働省の「医師・歯科医師・薬剤師調査」によると、当時の人口十万対歯科医師数は四十人以下と現在の半分以下であり、歯科医師が不足していた時代であった。高校卒業したての私にとって教養課程の期間は、社会において自分がどのような歯科医師としてあるべきかを自らに問い始めた日々でもあったように思う。第二次世界大戦終了から二十五年、高度経済成長を経て日本社会は先進国に向けて一歩抜け出ようとしていた。同時にスモン症やサリドマイド事件、森永ヒ素ミルクそして水俣病などの社会構造に起因する国民の健康被害が次々と明るみにされていた頃である。このような時代に、歯科医師として自分はどのように市民社会の一員として生きていけば良いのかというのが、当時の私の漠然とした問題意識であっただろうか。その問題を考えるための枠組みの一つとして「地域保健」を使っていたように思う。口腔衛生学講座の榊原悠紀田郎教授の新入生向けの歯科医学概論の講義で「地域保健」を知り、講義の補佐をしておられた若き日の石井拓男先生と交わした対話もその概念の理解を深めてくれたと思う。「地域保健」の現状や仕組みに興味を持ち、学内外の勉強会やサークルに参加するうちに仲間もできた。「専門家」や

「技術者」が市民を率いるのではなく、地域住民が公害や薬害などの健康被害から自らを守るための活動を担うのであるという、高橋晄正や宇井純の取り組みと哲学にも触れることができたのはその頃である。市民の健康の問題解決のために、自分は専門家としてどのようにあるべきかという当時の問いは、その後の口腔外科医としての臨床とグローバルヘルスのキャリアの現場を通じて常に意識の底流に持ち続けていたように思う。

私も十代の終わりから二十代の初めの頃は、おそらく多くの若者が直面するように現実と理想の狭間で苦しんだ日々でもあった。しかし今、歳を重ねてからあの頃を振り返ると、なんと密度の濃い日々を送っていたものだと感じられるから身勝手なものだ。信頼される歯科医師になるためには勉強しなければいけない、などという当たり前なことをその頃の仲間たちと真剣に話していたのを可笑しく思い出すことができる。そういう恐れを知らぬ仲間たちと共に当時の生理学講座教授の伊藤文雄先生に会いに行ってみると、先生はまだ専門課程でもない拙い私たちのために定期的に生理学の輪読会をしてくださるという。伊藤教授が選んだ本は、「Bernard Katz の「Nerve, Muscle and Synapse」（**文献4**）であった。生涯初の英文の医学書に知的好奇心が大いに触発された。図書館で医学英和辞典を引きながら必死で読んだ。感覚の変化が電気現象としてオシロスコープに可視化することができることを知り、自分が科学的興味の入り口に立ったような気がした。Bernard Katz は一九七〇年のノーベル医学生理学賞受賞者の一人であった。伊藤教授は若い学生たちの学びたいという思いを真摯に受け止めてくれたと感じたのである。

三　なぜ口腔外科専門医を目指すことになったのか

父の姉、池田克子は東京女子歯科医学専門学校を卒業した歯科医師で、私が歯学部入学当時は五十歳くらいであっただろうか、名古屋市内で開業していた。戦前、父方の家族は満州に移住していたので、叔母は満州から単身東京に渡って歯科医学を学んだ。歯科医師になった叔母は満州に戻り、南満州鉄道病院の歯科に勤務したという。「女の歯医者が大きな注射器で麻酔をして抜歯をしている」と評判になったと叔母はよく語っていた。歯科医師は開業して医業をするだけでなく、病院で勤務することもあるのだと知ったのは叔母からである。ただし病院の歯科は「施療院」での医業なので、「開業」が歯科の本業であるというのが叔母の意見であった。そんなものかと漠然と思っていた私を瞠目させたのは、歯学部六年の頃に出会ったある小論文であった。病院歯科口腔外科の臨床統計に関する論文で、当時学生にも定期的に配布される愛知学院大学歯学会誌に掲載されていた（**文献5**）。

その論文は、同科が扱っていた多種多様な疾病の内容についてだけでなく、他の診療科からの依頼に対応することや、地域の歯科医院と連携をして地域の住民の口腔の問題解決にあたるという「病院の歯科口腔外科」の役割を伝えていたのである。教養課程の頃から考えていた地域保健の中で信頼される歯科医師を目指すためには、「病院歯科」での修行が必要ではないかと思い至った。当時名古屋第一赤十字病院歯科口腔外科部長だった北山誠二先生が講義で大学に来られた時に、卒後に同病院に就職したいと相談したところ、医員は大学からのローテーションなので、まずは口腔外科学講座の医局員になるようにと勧められた。それが愛知学院大学歯学部第二口腔外科学講座の河合幹教授に入局の希望を伝えることになった理由の一つであった。その時は口腔外科専門医を目指すというより、二年か三年の研修期間の後に地方の地域保健の現場で、外傷や顎感染症の一次ケアのできる歯科医師になりたいという気持ちであったと思う。

四　口腔外科学講座における研修時代

一九七七年、私が愛知学院大学歯学部第二口腔外科講座に入局した頃は、現在のような全国標準の医師・歯科医師の卒後研修制度はなく、大学の専科専攻課程という名の臨床研修生という立場であった。新人は二人一組に分かれて、外来、病棟、手術室をローテーションしながらマンツーマンの指導を受けた。毎週定例の講座医局会と合同症例検討会と抄読会があり、夜はほぼ毎日各地の関連病院に赴任している医局員が交代で大学勤務の医局員と合同で自主的な勉強会を行っていた。その資料はほとんど英語の論文か教科書で、口腔外科学についてだけではなく、解剖や病理から麻酔や術後管理に渡って熱心な議論がされていた。勉強会の後は座談会となり、総合病院における口腔外科の状況や若手の研修について、医学と歯学の領域問題というより現場で他科の連携などについて夜遅くまで議論が続いた。私たち研修生は指導医から与えられた入院患者のフォローなどの合間に先輩たちの議論を聞いた。毎週土曜日午後は医局長主催の新人研修生向けの輪読会で、一般的な外科管理学を勉強したように思う。研修生を直接指導する助手の医局員は、臨床と教育実習の合間に研究を義務付けられていて、研修生は助手の実験の準備や後片付けなどを手伝いながら研究の内容なども教えていただいた。研修二年目には大学の関連病院の一つであった名古屋市立城北病院に非常勤として出向して、三年目に学部時代から希望していた名古屋第一赤十字病院口腔外科の医員となることができた。こうして臨床統計の論文から私を病院歯科口腔外科に導いてくださった北山誠二先生のもとで、口腔外科医としての一歩を踏み出したのである。

五　総合病院歯科口腔外科勤務の経験 ―北山誠二先生のこと

私が名古屋第一赤十字病院歯科口腔外科の医員になった一九七七年ごろは、若手の口腔外科医が顎顔面外傷の治療経験を豊富に積んでいた。当時はまだ車のシートベルト着用が義務付けられていなかったからであろうか、救急搬送される交通外傷患者のほとんどに顎顔面外傷を伴っていて、若手の医員は二十四時間交代の体制で、救急外来から呼び出されると他科の医師らがそれぞれ応急処置をしている間に、顎顔面外傷のアセスメントと一次ケアを行っていた。顔面に食い込んだ無数のガラス片や金属片を取り除くことから始まり、止血や縫合、応急の顎間・顎内固定などを毎日のように行っていたのである。このような経験から、その後何年か後に始められることになるシートベルト着用の義務化は、ドライバーや同乗者に多大なる恩恵をもたらしたと実感することになる。

当時の名古屋第一赤十字病院歯科口腔外科部長の北山先生は圧倒的に卓越した技量を持つ口腔外科医で、とりわけ口腔がんの手術に伴う顎機能不全と損なわれた顎顔面形態の回復について様々な工夫をされていた。その成果は国際学会においても積極的に発表されていて、若手の口腔外科医に大いなる刺激を与えておられた。同時に北山先生は、現在認知されている「病院歯科」という概念を既に実践されていたと思う。現在では血液疾患などの免疫不全患者の治療前の口腔ケアが、治療に伴う移植片対宿主病（graft versus host disease：GVHD）の予防になることは周知の事実であるが、当時そのような考えでチーム医療を実践していた組織は稀であったのではないか。チームの一員としての歯科衛生士たちの士気も高く、その実践は病院全体から信頼されていた。また当時の日本の歯科外来診療では、患者から医療従事者への感染リスクが高い時代であった。B型肝炎ウイルス感染が蔓延していて、抗ウイルスワクチンは開発されておらず、歯科医師のB型肝炎抗体の保有者は一般よりも有意に高かった。しかし一般の歯科外来で医療従事者が手袋を着用するのは抜歯などの観血処置以外は極めて稀であった。そういう時代に北山先生は、現代の概念では普遍的予防策 universal precautions と呼ばれている院内感染対策を導入して実践していた。医員と歯科衛生士は一般歯科診療においても全てマスクと手袋を着用して、当時は消毒で済ませることが多かった歯内治療器具に至るまで全て滅菌をしていたのである。このように総合病院における歯科口腔外科勤務において私は、一人の患者を病院全体のリソースを最大限に活用してケアするという「患者中心の医療」という考え方と、異なる分野や専門性を活かすチーム医療の重要性を理解していったように思う。「患者中心の医療」は、患者の満足を期待するだけでなく、医療従事者の側のモチベーションの向上と満足が得られることを将来知ることになる。

名古屋第一赤十字病院の二年目は、部長を含めて五名の医員という小さな医局ながら医局長を任されて、日々の手術や病棟、外来診療と局内外の慣れない調整業務に追われて四苦八苦していた。大学から私を助手に任命したいという話があったのはその頃である。口腔外科学講座入局当初から病院での経験を積みたいという希望があり、ましてや卒後五年目で大学の助手になるという自信も無かった。むしろこのまま日赤での勤務を続けるか、地方の関連病院の医員として研鑽を続けたいと北山先生に伝えた。すると「騙されたと思って大学に戻れ」という思いがけない返事をされた。地方の地域保健に口腔外科医として貢献したいのであれば、大学で教育、臨床研究を経験すべきである、せっかくのチャンスなのだから医局の意向を受け入れよ、と真摯に諭してくださった先生の眼差しもその声も昨日のように思い出すことができる。

六　大学の助手時代　―研究を始める

一九八〇年六月、大学に戻って助手になってみると市中病院に勤務していた頃より手術室での執刀医となる機会は格段と少なくなった。卒後五年目の口腔外科医として、私はようやく一通りの症例に当たったった程度でしかなく、これから臨床経験を積むべき時のように考えていた。しかし当時の河合幹教授の率いる愛知学院大学口腔外科学第二講座は、愛知県において口唇口蓋裂手術のセンター的な役割を果たしていたので、手術室に入ると口唇口蓋裂手術の第一助手がほとんどであった。歯学部の附属病院なので救急で時間外に呼び出されることも少なくなった。そんなある日、臨床の合間に医局に戻ると当時医局長であった堀田文雄先生が煙草を燻らせながら寛いでおられた。普段から雑誌 Science をパラパラと捲りながら大脳辺縁系の話などをされるちょっと変な口腔外科医である。堀田先生は、神経生理学の分野で歯学博士を取得されて第二講座の講師をされていたが、あらゆる手術に繊細さの際立つ口腔外科医であった。教養課程時代に読んだ Bernard Katz の本に、感覚の変化が電子情報としてオシロスコープに可視化されるとあり、驚いたという話などをすると、堀田先生は、痛み刺激の中枢での反応が針麻酔によって減弱されるという研究を北山誠二先生もされていたということなどを例に挙げながら、私に痛みの伝達と中枢の反応の関係性について研究してみたらどうかと勧めてくれたのである。

そこで何もわからないままに「痛み」について研究してみたいと河合幹教授に話してみたところ、直ちに快諾してくださり、生理学講座教授の佐藤豊彦先生に連絡を取ってくださった。佐藤先生は、教養課程の時にお世話になった伊藤文雄先生の後任であったが、フランスのリオンに留学されておられたことは後に知ることになった。河合先生は、その後も私が持ちかけるやっかいな相談事や提案を一切否定することなく、いつも自由にやらせてくれたと思う。口腔外科学第二講座に私も含めて「変な」口腔外科医が多かったのは、河合先生の若い人材に道を幅広く開くというお考えの一つの成果だったのかもしれない。早速佐藤先生に相談すると、痛みの情報が中枢に伝達される様式は様々あるのでラットでそれを観察してみようと、なんとも大雑把におっしゃるのだった。当時の口腔外科学第二講座の生理分野研究グループではラットを用いる実験系は初めてということで、まず生理学講座の研究者の方々の実験を観察させていただくことにした。生理学講座の研究者のバックグラウンドは、医学部・歯学部だけでなく、農学部、獣医学部、理学部など様々であったが、素人の私を快く受け入れてくれた。そのおかげで、口腔外科学講座の実験室に実験台と交流電気の影響を防ぐためのシールドを、同僚や後輩の研修生と共に自前で作ることができた。

動物を用いる急性実験を休日に計画して、電極作りや実験後の組織染色や標本作りなどを平日の臨床と教育の合間に行う毎日であった。浅い麻酔で不動化したラットの歯髄を刺激して、痛みによる下顎反射の筋電図を拾わないようにして小脳の下にある三叉神経脊髄路に差し込んだガラス電極が捉えた活動電位が、刺激強度の変化に応じて変容する様子がオシロスコープに写し出されるようになるまで失敗に失敗を重ねた。臨床の合間に、実験の経過を報告したり、分析結果の解釈についてお考えを伺ったり、与えられた文献のレジュメをするために佐藤先生の部屋を訪ねるのは緊張する時間であったが、楽しみでもあった。佐藤先生は、ご自身のフランス留学のことなどを楽しげに話してくださり、私がフランス語を勉強していることを知るとフランス語の文献も加えてくださるようになった。このような佐藤先生との対話を基にする研究の過程から生理学、脳神経科学実験の基礎、分析方法だけでなく、研究者としてあるべき態度と倫理を身につけることができたと思う。

七　なぜフランスに留学することになったのか

フランスへの留学は、私の学生時代からのヴィジョンでは想定外のことであったが、いくつかの予期せぬ偶然と幸運が重なって実現することになった。

一九八二年になると臨床と教育の合間に行っていた実験も安定するようになり、それなりにデータが取れるようになっていた。データを分析してみると、痛み強度と中枢での反応の関係性に一つの仮説らしきものが言えるようになった。未だパーソナル・コンピュータの出現する前の時代である。オシロスコープに現れる活動電位の集積データを磁気テープに記録して、そのテープを大学に一つだけあった大型電子計算機で分析をした。佐藤先生はその仮説を国際学会に発表する価値があると判断されて、その年ベルギーのリエージュで開催されることになっていた欧州脳神経学会に登録することになった。学会では、佐藤先生がご自身と研究室の幾つかの研究を取りまとめたものをシンポジウムで発表するという形式で、その一部に私の研究も使われるというものであった（**文献6**）。私にとっては初めての国際学会で、佐藤先生が世界各地から集まった研究者からファースト・ネームで呼びかけられて談笑するという、科学者たちのチャーミングな社会を垣間見ることができた。

当時の私立大学は、今思うと教員の海外渡航に寛容であった。私は、学会の後に二週間ほど欧州に滞在して口腔外科の施設見学をすることが許可されていたのである。学会が終わると単身リエージュから列車を乗り継いでパリの東駅に向かった。オペラ座付近の小さなホテルに旅装を解くと、かねてから調べていたパリ大学歯学部を訪問した。サン＝シュルピス教会裏に佇むパリらしい石造りの建物である。当時は公共の施設に入るのに面倒な手続きは不要であった。建物の中に入るとちょうど国内の小さな学会が開催されていたのだろうか、人の流れに沿って歩いているとChirurgie buccaleというパネルがあり、歯根端切除術や埋伏歯抜歯術などの術式の図や使用する医療器具が展示してある。ふと横を見るとダークスーツの小柄なアジア人男性が立っていた。日本人かと思ったが、口腔がんや顎変形症はこの施設では扱っていないようですね、とフランス語で話しかけてみた。彼は一瞬驚いたような表情を見せたが、私が日本人の口腔外科医だと知ると、顎顔面外科の病院はここではなく他の場所だ、今から私を連れて行ってくれると言う。中国系の名を名乗り、ご自身は口腔病医(Stomatologue)だと自己紹介をした彼の案内で、地下鉄を乗り継いで着いたのがピチエ・サルペトリーエル病院の口腔病・顎顔面外科であった。

ピチエ・サルペトリーエル病院も欧州の病院でよく見かけるように、広大な敷地に専門科がそれぞれに独立した建物で医療サービスと学生教育を行っていた。「病院大通り」側に一際目立つタワーは救急医療センターである。その大通りと反対側の入り口から入って、サルペトリエール修道院跡を横に見ながら構内の優雅な並木道を進むと、突き当たりの区画に見えてくる一九六〇年代のモダンな建物が「口腔病・顎顔面外科」であった。私を案内してくれた彼が迷わず真っ直ぐに私を連れていったのは、アリス・メジキ夫人の事務所であった。メジキ夫人は、飛び入りの日本人客を連れてきた彼を快く向かい入れ、私に向かって「口腔病・顎顔面外科」の臨床研修医、卒後研修プログラムの責任者だと名乗った上で、私は医師か歯科医師かどちらかと尋ねるのである。私は歯科医師であると答えると、歯科医師はこの施設には用がないはずだ、と彼女はきっぱりと言った。そこで私は、日本では口腔・顎顔面外科を主に担っているのは歯科医学分野であり、日本口腔外科学会の会員八千人（当時）の大半は歯科医師であると述べた上で、本施設の口腔がん治療について一週間ほどの期間視察させてほしいとお願いした。するとメジキ婦人は、少し間を置いて、それでは日本ではアダマンチノーム（エナメル上皮腫のこと）の治療はどのようにしているかと尋ねるのである。私は当時日本口腔外科学会で議論されていたエナメル上皮腫の治療方針を簡単に説明した。すると、即座に施設長による施設内視察許可証を用意するので明朝また来るようにと言ってくれた。

翌日、施設長のヴァイヤン教授に表敬を済ますと、白衣とロッカーが貸与されて、施設内を自由に出入りできるようになった。毎朝夕にメジキ夫人を訪問して視察内容の報告をするように義務付けられた。ベルトラン医師の案内で、口腔がん専門外来とそのまま外来で開催される臨床病理カンファレンスに出席した。また毎日手術室で様々な手術を見学した。カンファレンスは外科、化学療法、放射線療法、病理診断の専門家が資料を共有しながら治療方針の決定や予後の確認を行っていた。ピチエ・サルペトリーエル病院「口腔病・顎顔面外科」は、文字通りパリだけでなく国レベルの口腔がんのセンターで、パリ第六大学医学部附属機関であった。施設開設以来の口腔がん症例および疫学情報がデータ・ベースとなっていたのは、当時の私としては驚くべきことであった。

視察最後の日の夕方メジキ夫人に挨拶に伺い、視察の受け入れを快諾してくれたお礼を改めてした上で、口腔がん治療が蓄積されている過去の症例に基づいたプロトコールで標準化されている点を評価している、というような話をしたと思う。するとメジキ婦人は打ち解けた様子で、当施設で研修を受けたらどうかと勧めたのである。思いもよらない提案だったが、私は口腔がんのフランスの標準的な治療の実際をもう少し深く知りたいという気持ちもあったので、帰国してから所属長と相談して返事をすると答えた。

返事をすると答えたものの、大学を辞めて留学という決断がなかなかできないまま時が過ぎた。学会から帰国してから三カ月、一九八二年十二月のある日、勤務先にメジキ夫人から航空便が届いた。クリスマス・カードには、達筆な手書きの時節の挨拶に続いて、留学を希望するならヴァイヤン教授が受け入れのレターを書くので、一九八四年度のフランス政府給費留学の申請をするようにとある。メジキ夫人からのこの私信の後押しで、生理学講座の佐藤教授、名古屋第一赤十字病院の北山部長に相談してみると、お二人は異口同音にそれは大変良いチャンスだから大学を辞めてでも行くべきだとおっしゃるのである。そこで意を決して河合教授に留学の希望を伝えると、逡巡することなく即座に同意してくださった。しかも大学に籍を残して休職のまま留学するように、進行中の博士論文を出発前に終わらせるようにと言ってくれたのである。このように私のフランスへの留学は、偶然に出会うことになったメジキ夫人から始まり、メンターである北山先生、恩師である河合先生と佐藤先生に導かれるように進むことになったのである。インターネットどころかパーソナルコンピュータも普及していない、現代に比べると何もかも少し緩やかで余裕のある時代であった。私は三十歳になっていた。

八　フランスの大学病院「口腔病・顎顔面外科」での研修　(一) アンテルヌの生活

一九八四年九月末日、私はパリ南部に位置する「大学都市」の薩摩館（日本館）でパリの生活を始めた。ベッドと勉強机、本棚と洋服ダンスだけのシンプルな部屋の窓から色づき始めた大木の梢が見える。市内にアパルトマンを借りてから家族を呼び寄せることになっていたので仮の住まいであったが、豊かな自然の中の静かな環境が好きになった。大学都市には各国がそれぞれ建物を持って自国からの留学生を寄宿させている。日本館には日本人以外の寄宿生を見かけたが、異なる国の寄宿生の交換の制度で他国の建物にも住むこともできるのであった。その名の通り大学のキャンパスのように広大な敷地の方々で色々な国の寄宿生たちが歓談していた。キャフェテリアでは安価で食事をすることができて、いつも満員だったが留学生にとっては至れり尽くせりのように思えた。

当時のピチエ・サルペトリーエル病院「口腔病・顎顔面外科」の顎顔面外科専門資格履修チーム（アンテルヌ、interneと呼ばれていた）は、専門資格のある三名のチーフ・レジデント（chef de clinique）に率いられていた。アンテルヌの研修医は、他施設や他科、または海外から三カ月から六カ月の間合流してチームとして診療に当たっていた。私はそのチームに短期研修医として加わることになった。執刀医は初診を受け持つ教授二名からチーフ・レジデントまでの幹部で、毎週の手術計画会議でレジデントのメンバーが介助として割り振られていた。専門資格研修医のバックグラウンドは様々で、私が滞在した二年間では外科、耳鼻咽喉科、眼科、脳神経外科、整形外科からの専門資格研修医が活動を共にしていた。またスペイン、アルゼンチン、シリア、トーゴーなど海外からの研修医も参加していた。他施設や他科からの研修医も着任して直ぐに手術に合流することができるのは、基本的な器材、切開と縫合法などの基本手技は他施設や他科と標準化されていたからである。この医学の知識と技術および器材の標準化という文化は、後の欧州統合で必要となる多国間の医療人材の質の標準化の基礎となっているように思える。私が受け持った症例の大半は口腔がんと顎顔面外傷であった。ピチエ・サルペトリーエル病院には屋上にヘリポートのある救急センターがあり、顎顔面外科のチームは交代で出向いて、応急処置や手術が必要な患者の登録と計画を任されていた。

朝の仕事が終われば、病院全科のレジデントのための食堂（Salle de garde：「当直室」という訳が当てはまろうか、実に猥雑で自由に満ちた壁画に囲まれて古いピアノもある部屋）に午後一時ごろから各科の医師が集まり始めて、一時半ごろ「会計係」Economeと呼ばれる研修医が席につくと食事が始まる。「会計係」は毎月食事代を徴収して、給食係と相談をしてメニューを決める。食事代は月二〇〇フラン（一九八四年当時六千円程度）で朝昼晩利用できた。支払うことのできない研修医は「会計係」と相談できる。Salle de gardeの食堂にはいくつかの不可解な取り決めがあった。まず食堂に入るには白衣を着用すること、院内感染の問題となっている今も同じかどうかは不明であるが、当時は私服では入場できなかった。ノートや書籍などの持ち込みは不可、テーブルにナプキンは置いておらず、口元はテーブルクロスを巻き上げて拭くことになっていた。栓抜き類は用意されておらず、テーブルにナイフのヘラでビールやジュースの栓を抜き、ワインのコルク栓もボトルネックをナイフの鋸の

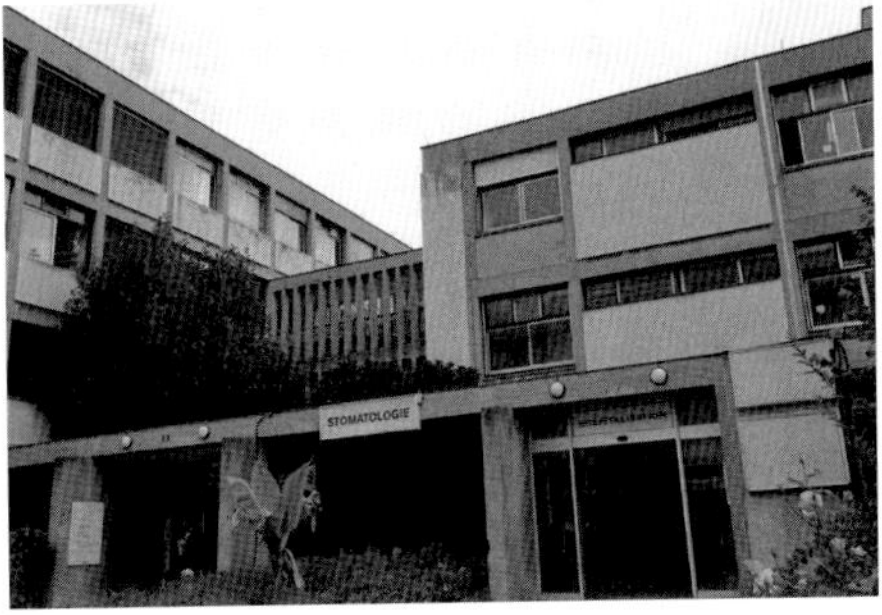

写真１　ピチエ・サルペトリエール病院口腔病・顎顔面外科正面

部分でガラスをギリギリ削り、テーブルクロスで手とボトルを保護しながら割るという恐るべき光景が毎日見られた。ローマ時代から続く軍隊の野営地でも使っていた方法かもしれない、あくまでも想像であるが。このような経験が、既存の資源を用いて問題解決をするという医療現場のコンピテンシーを養うにも良かったかもしれないと思うようになったのは最近のことである。

こんな食堂であるが、研修医にとっては貴重な情報交換の場でもあり、友情や時には愛情を育む場所であり、また最大一人は客人を招待できるという社交的な一面も併せ持つサロンでもあった。とはいえ、手術が長引くことの多い顎顔面外科のチームは昼食の時間に間に合わず、病院の外にあるカフェで簡単な昼食を取ることも多かった。白衣のままカフェに入り、「付け」

で飲食をした。「付け」は自分専用の厚紙のコースターの裏にギャルソンが手書きし、月末に支払った。そのメトロという名のキャフェのクロック・ムッシューの味が忘れられず、最近行ってみたが跡形もなく消え去っていた（**写真1**）。

九　フランスの大学病院「口腔病・顎顔面外科」での研修　(二)　エイズと口腔内科

一九八四年から八五年の欧州の冬は歴史的な寒波の襲来に凍え上がった年として記録されている。もとより冬のパリの日照時間は短く、朝八時に手術室に到着するために着膨れした満員の地下鉄を乗り継いで、凍てつく真っ暗な道を足速に歩くと電灯の灯りの下で既に看護師たちが働いているのが窓越しに見えていた。零下十六度になることもあり、路上生活者の多くが亡くなった年でもあった。

そんな冬の初め頃、私は簡単な手術を任されるようになっていた。担当になった症例の現病歴にフランス語の略語でＳＩＤＡ（Syndrome d' immunodéficience acquise、免疫不全症候群（ＡＩＤＳ）の仏語略称）と記載されている症例が多く、手術といっても口腔内と頸部の腫瘤の様態を知るための生検であった。一九八四年当時、エイズという感染症は未だ日本では発生しておらず、情報は不足していた。世界的にも原因ウイルスが未だＨＩＶと名付けられていなかった時代である。ピチエ・サルペトリーエル病院の口腔病・顎顔面外科にエイズ患者の生検例が多かったのは、道を隔てて向かいの熱帯病学研究所に当時先駆的なエイズ専門病棟があり、世界中から症例が集まっていたからである。エイズ専門病棟には、パスツール研究所から派遣されていたウイルス研究者と感染症専門家および感染症専門医資格を取得するための研修医が働いていた。ＨＩＶウイルスの発見者の一人として名を残すことになるウイリー・ローゼンバウムはその頃、ピチエ・サルペトリーエル病院エイズ専門病棟のチーフ・レジデントで、当時ほとんど知られていなかったＨＩＶ感染症（当時は未だＨＩＶという用語は無かった）についての基礎知識はウイリーから教わった。感染症専門医資格研修医として働くジル・ラガンを紹介してくれたのはウイリーである。ジルはパスツールで基礎研修を終えていたので、病理ラボで生検した組織標本を一緒に鏡検したり、ウイルス検査室へも案内したりしてくれた。時にはジルの入院患者の回診にも同行して、必要に応じて口腔症状や頸部リンパ節の所見について彼にアドヴァイスするようになった。ジルからエイズ患者の診察は粘膜の触診以外は手袋を装着せずするように勧められた。エイズの医療現場での感染は、針刺し事故などで感染した大量の血液に曝露されなければ成立しないという根拠を基にした提言であり、患者を人としてケアするという医療従事者としてあるべき態度を教えてくれたのである。

ジルと患者の記録を読んでいると、現病歴にエイズの症状として口腔に痛みや異和感を訴えて耳鼻咽喉科や歯科を受診している患者が少なからずいることがわかった。エイズの初期症状として口内炎があるとすれば、耳鼻咽喉科医や歯科医がエイズ患者の早期発見をする可能性もあると同時に、日常診療における院内感染の重要性を喚起する必要があることになる。そんなことを口腔病・顎顔面外科のチーフ・レジデントの一人のギイ・プランクとエイズ専門病棟のウイリー、ジルと話し合ううちにエイズ患者の口腔、顔面、頸部の症状について、患者の社会文化的背景も含めて調べてみようということになった。簡単な横断的調査で、ある期間の専門病棟入院患者の診察とインタビューおよび入院記録から情報収集をした。調査結果は仏語で簡単なレポートにして、病院とパリ第六大学医学部に提出した。レポートを医学部に提出したのはメジキ夫人の提案で、それによって「外国人助手免状」という資格を申請できるとのことだった。調査報告書の概要は帰国した後に国内の学会誌に投稿することになるのである（**文献7**）。

顎顔面外科のインターン控え室で調査報告書をまとめていると、入れ替わり入ってくる研修医の仲間が、この調査は「内科」だな、と口々に行っては部屋を出ていくのである。自分は「外科」なので「内科」には興味がないという態度のように思えて訝ったが、フランスの中世から続く「内科」対「外科」の歴史的論争の影響であったのだと後から気づくのであった。一九六二年にパリ大学医学部の口腔病・顎顔面外科の初代施設長となったミシェル・デショーム教授は、自身の著書において口腔病学（Stomatologie）の範疇を示している（**文献8**）。その内容は現代の口腔内科に当たるもので、パリ大学医学部口腔病・顎顔面外科学研究所は、デショーム教授の意向を尊重して、外科だけでなく口腔内科領域も臨床と研究面でカバーしていたのである。ピチエ・サルペトリエール病院の口腔内科部門を支える人材として、皮膚科学専門家や癌治療専門家（Oncologue）も参加するなどユニークな試みをしていた。ギイは、顎顔面外科学専門医資格の前にピチエ・サルペトリエール病院で口腔病学専門医資格を取得している、言わばデショーム教授の系譜を受け継ぐ医師なので、外科医でありながらエイズという全身疾患の口腔症状について興味を示していたように思う。この調査ではエイズの免疫不全による初期症状の一つとして口腔カンジダ症が頻発することがわかった。口腔カンジダ症は一般的には稀な病変なのか、年齢層や性別によって有病率は異なるのか、発症の背景にはエイズの他にどのようなものがあるか、調査を進めるに従ってそのような問題意識が私に芽生え始めていた。

十　口腔外科専門医からグローバルヘルス専門家へ　(一) エイズと歯科診療

フランスから帰国してから間もない一九八七年一月のある日、病棟で書き物をしていたところ、医局の四年先輩で神戸市立中央市民病院歯科口腔外科に移られていた大西正信先生から電話が入った。聞き慣れた関西弁で、神戸にエイズの話をしに来てくれないか、という講演の依頼であった。神戸で我が国初のエイズ患者が発症したので、緊急に近隣の病院歯科の関係者三十名ほどを対象として情報共有をしたいということであった。そこで、フランスで経験したエイズ症例の口腔症状に関する臨床研究の結果とエイズ・ウイルスについての基本的な情報に加えて、エイズ患者の歯科診療における留意点について一時間のプレゼン用のスライドを準備して数日後に神戸に向かった。しかし会場は神戸中央市民病院ではなく、兵庫県歯科医師会会館であった。驚くことに、満員の会場の通路に何台かテレビ局の大型のカメラが壇上に向いていたのである。講演の対象は病院歯科の関係者だけではなく、県歯科医師会の歯科医師が大半であった。そこで医療現場におけるエイズ・ウイルスの感染リスクはB型肝炎ウイルスよりずっと低いことを文献データから説明して、外来患者全てを感染者とみなして診療することが推奨されることと、その方法を名古屋第一赤十字病院歯科口腔外科の外来診療や器材滅菌過程の写真を使って説明することに時間を取ることにした。歯科医師だけでなく歯科衛生士も帽子、マスク、手袋を着用して歯科診療をする写真や、根管治療用ファイル一セット毎のオートクレーブ滅菌の写真で会場から驚きの声が上がったことを覚えている。講演後のフロアーからの最初のコメントは、推奨される滅菌と予防的な診療システムを全ての患者に適応していたら歯科医院は採算が取れない、というものであった。その歯科医師の思い詰めた表情を今も私は忘れることができない。私は、このような診療や滅菌システムが全ての歯科医院で可能になるように厚労省と全国の歯科医師会、大学が総力を上げて取り組むべきである、というような回答をしたと思う。大学勤務の若造に何がわかるか、そんな空気が満員の会場に充ちたような気がした。当時の歯科医院における根管治療用器材の滅菌は十五％程度の施設でしかされておらず、大半は器材の洗浄と消毒だけであった（**文献9**）。

あれから幾星霜、二十一世紀の現在は、歯科界は時代の波を乗り越えて、新型コロナウイルス感染症のパンデミックにあっても、患者にも医療従事者にも安全な診療環境を確保していることに深い感慨を禁じ得ない。兵庫県歯科医師会での講演を機に、一九八七年は全国の歯科医師会や大学、時にはいくつかの県の衛生部に招待されて、「エイズと歯科診療」について講演をする日々が続くという、私にとっては異例の年になった。しかし一方で、新米の大学講師として自分の臨床と研究をこれからどのように進めるか模索しつつある年でもあった。このようにエイズ症例が増えつつあったフランスから帰国してみると、我が国もエイズ感染症を念頭に置いた院内感染対策が求められるようになったという時代背景から、期せずして私は「エイズ専門家」の一人としての役割を求められるようになっていた。エイズ専門家と呼ばれても、私の対応できたことは、エイズの基本的な情報とエイズ患者の口腔症状についてのフランスでの経験と臨床統計の結果、そして歯科診療における院内感染対策（当時）についての情報提供だったと思う。勤務していた大学病院においても急遽院内感染対策委員に命じられて、病院の標準予防策の策定と実施に関わった。病院の標準予防策の策定と実施にあたって、フランスで感じた医療における「標準化」の文化という概念が頭の片隅にあったが、「標準化」によって患者安全とケアの質を改善するという共通の目的を達成してゆくプロセスにおいては、多くの障壁とも遭遇し、異なる考えを持つあらゆる関係者とのコミュニケーションの大切さを身に沁みて学ぶことができたのは、後々グローバルヘルスの活動において役立つ経験となった。その頃、「エイズと歯科診療」（**文献10**）という本を米国の口腔内科の専門家が上梓して、我が国では私が翻訳する機会を得た。エイズの口腔症状が多数カラーで図示され、歯科診療における標準予防策が具体的に記載されており、時機を得た好著であった。しかし翻訳していて、そこに記載されている予防対策は先進国には適応できても、開発途上国においては実現が困難ではないかという問題意識が芽生えたのである。同時にフランス留学中から考えていた、エイズの初期症状として認められる口腔カンジダ症は、一般住民はどのくらいの割合で罹患しているのだろうか、という意識も持ち続けていたと思う。

十一　口腔外科専門医からグローバルヘルス専門家へ　(二)口腔粘膜疾患の疫学研究から口腔がんスクリーニングへの道

一九八五年末に帰国し、一九八六年、新米講師となった私は日本口腔外科学会の認定医試験の準備をしながら、フランスで学んだ口腔外科の手術の標準化について何か工夫ができないか、愛知学院大学歯学部第二口腔外科の若い仲間たちと議論を進めていた。同時に、口腔粘膜疾患、特に前癌病変が住民レベルではどのくらいの割合で発生しているのだろうかという問題意識から、口腔粘膜疾患の疫学調査をやってみたいと考えるようになっていた。そこで口腔衛生学講座の石井拓男助教授（当時）に相談すると、これまで我が国の口腔衛生の疫学の関心は専ら齲蝕だけなので、口腔粘膜疾患の疫学調査はやってみる価値があるとおっしゃってくれた。石井先生が世話をされていたいくつかの市町村の成人歯科検診に口腔粘膜疾患の診査を加えるのが、調査を実施するのに好都合ではないかということになり、愛知県常滑市に石井先生と共に訪問して説明した。市の保健センターで成人歯科検診担当をしておられた井上歯科衛生士と、歯科医師会の井上好平先生がこの試みに強いコミットメントを示してくださったこともあり、常滑市の成人歯科検診に口腔粘膜疾患検診を組み入れることになった。検診精度を保証する目的で、成人検診を担当する歯科医師全員に口腔粘膜疾患の診断基準を共有して、診査手順と検査結果の標準化を行った。口腔粘膜疾患の疫学調査に必要な疾患の診断基準は、調べてみると世界保健機関（ＷＨＯ）が定めており、既に邦訳があった（**文献11**）。検診をしていただく歯科医師の検診前研修では、ＷＨＯの診断基準を基にして、私の症例写真を使った研修ガイドを利用した。この成人歯科検診に口腔粘膜疾患検診を取り入れるという試みを、一九八七年度の口腔科学会において報告したところ、上述のＷＨＯの診断基準と診査手順を翻訳された東京医科歯科大学の藤林孝司先生から、この診断基準を使った本邦での調査は初めてであり、高く評価するとのご発言をいただいた。その後は、初年度の検診結果から高齢者に前癌病変の発症率の高かったことと、検診医の負担を考慮して市の六十歳成人検診に絞って行うようになっていった。この口腔粘膜疾患診査を取り入れた常滑市の六十歳成人検診は、口腔癌の早期発見を目的とした自治体による口腔癌スクリーニングの先駆けとして知られるようになったのである（**文献12**）。また初年度の成人検診の全年齢層の検診結果は、我が国の口腔白板症の有病率として報告されることになったのである（**文献13**）。その後常滑市の成人検診は口腔前癌病変のコホート調査の場となってゆき、特に栄養と病変成立の関係を探るようになった。常滑市の口腔がんスクリーニングとコホート調査は、第二口腔外科学講座の後輩で当初から研究に協力してくれていた長尾徹氏（前愛知学院大学歯学部教授）が引き継ぎ、保健衛生大学の伊藤宣則教授やロンドンのワルナクラスリヤ教授の支援を受けつつ、やがて大きな成果を挙げることになった。

十二　口腔外科専門医からグローバルヘルス専門家へ　(三)プノンペンへの医療支援と東南アジアにおける口腔粘膜疾患疫学調査

この常滑市における疫学調査の経験は、東南アジアにおける口腔粘膜疾患調査に繋がっていった。また、この研究への広がりもいくつかの偶然や幸運に恵まれて進むことになった。

常滑の調査結果を一九八九年六月にダブリンで開催された国際歯科研究学会（International Association for Dental Research：IADR）年次総会で発表したところ、ＩＡＤＲ東南アジア支部の代表者の関心を呼び、その年の支部会に招待されて発表することになった。同年十一月、石井拓男先生と共にタイのパタヤで開催されたＩＡＤＲ支部総会に赴くと、私は会場でプノンペンの歯学部を支援するＮＧＯで働いているというニュージーランド出身のカラム・ダーワード歯科医師と遭遇することになる。その時にフランス語の話せる口腔外科医として、私にプノンペンの状況を見てほしいというダーワード氏の誘いを受けたのである。当時のカンボジアは未だ旧宗主国フランスの影響で仏語話者が多く、医歯薬学部の教育も仏語でされていた。そこで、私は歯学部大学教員という立場でプノンペンの歯学部の口腔外科教育を支援してみようと考えたのである。カンボジアは一九七九年クメールルージュの四年間の支配から解放されてから十年経つものの、ベトナムの傀儡政権の統治下にあり、ポルポトに大量に虐殺された医療従事者数は未だ少なく、現地の治安は依然悪い状態にあった。帰国後情報収集などの準備期間を経て、プノンペン渡航ができたのは翌年の一九九〇年九月であった。カンボジアへの直通便は無い時代である。カンボジアと国交のまだ無かった日本には大使館も無かったので、ベトナムのホーチミンのカンボジア大使館でまずカンボジアへの入国ビザを取得する必要があった。この渡航の準備段階から岐阜大学医学部口腔外科学講座講師（当時）の半田祐二朗氏が参加してくれることになった。半田氏は、私がフランス留学していた頃同じくしてドイツに留学されており、互いに連絡を取り合う程度であったが、プノンペンへの医療支援をきっかけに生涯の盟友としての付き合いが始まった。

当時のプノンペンは、人々は貧困で、街は暑くて不潔であった。空港の庭には牛が何頭か草を食んでいて、空港前の道路は舗装されておらず、水たまりでは大勢の子供達が水遊びをしていた。ホテルには水のシャワーと水洗便所があり、冷蔵庫とクーラーが付いていて思ったより快適であった。一泊八米ドルであったが、カンボジアの公務員の月給が三ドルから六ドルと聞いて驚いた。半田氏と二人で市内の外科系病院である「四月一七日病院」に着くと、すでに診察を希望する人たちが長蛇の列を成して待ち構えていた。診察すると、ほとんどが口唇口蓋裂の未手術例であった。病院からは二人の滞在中に手術をしてほしいと頼まれたが、手術室は照明もなく全般的に不潔で、全身麻酔のできる環境とは言えなかった。

当時のプノンペン市内の日本人在住者は二十名に満たず、夕方三軒ほどのレストランに行けば日本人の誰かと話すことができた。「二十四時間テレビ」がその年の六月にプノンペン郊外のカンダールスタンに病院を建てたと聞き、代表の清水氏と相談をして病院を視察した。病院は、郡病院レベルで小規模ながら、日本人の設計のためか明るくて風通しが良かった。帰国後、日本テレビの「二十四時間テレビ」チャリティ委員会を訪問して、私たちの口唇口蓋裂手術チームのカンボジア派遣事業を提案したところ、九一年度事業として受け入れてく

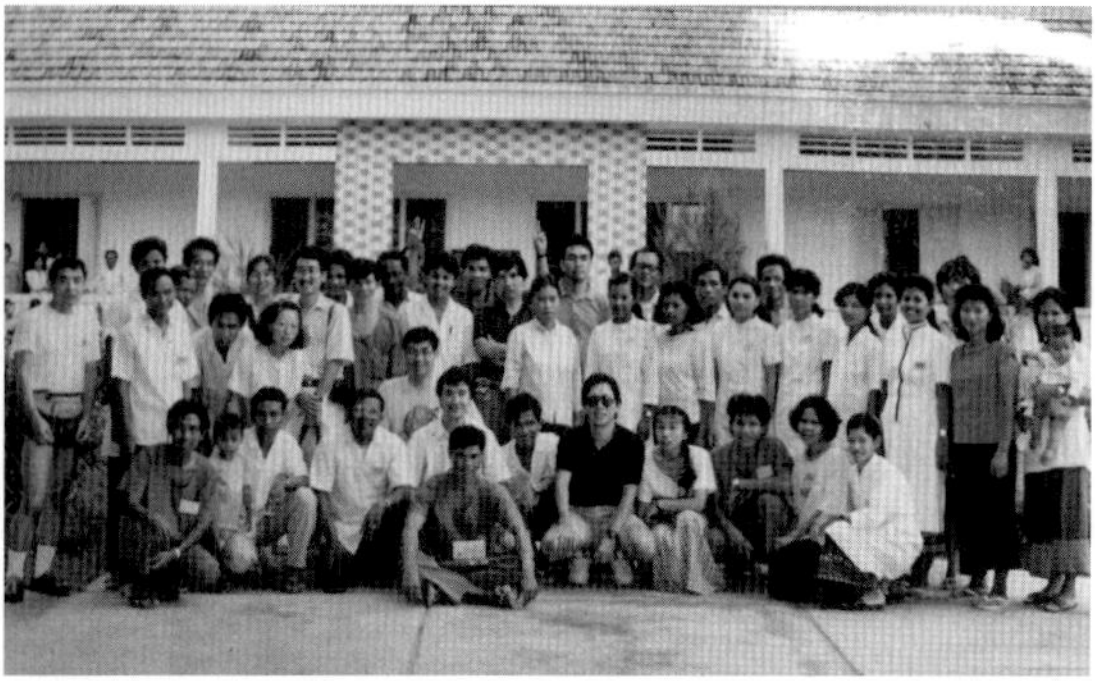

写真2　口唇口蓋裂手術チーム、カンダールスタン郡病院のスタッフと共に。後列中央左が半田氏、右に筆者（カンボジア、1991年）

れることになった。手術チームは、名古屋大学医学部麻酔科の滝和美氏と、口唇口蓋裂手術の麻酔例に経験の豊富な愛知学院大学歯学部歯科麻酔科の田中克幸氏および同第二口腔外科の長尾徹氏が麻酔、手術は第二口腔外科から山田裕氏、下郷和雄氏、栗田賢一氏、そして全国から募った看護師複数名が参加して、半田氏と私がチームの調整役として協働した。手術と術後管理はカンダールスタン病院の外科医二名も参加して技術移転を試みた。このチーム派遣の二年後には、田中克幸氏を中心にＮＧＯオペラシオン・ユニを結成して一九九五年まで活動を続けることになった（**写真2**）。

一九九一年の手術チームの派遣中に、私はプノンペン大学歯学部の教員、学生たちと地元のヘルスワーカーと共に、パイロット・スタディを経てカンダールスタンの九カ村の住民を対象とした口腔粘膜疾患の疫学調査を行った。南アジアから東南アジア広域に広がっているベーテル・クイッドの咀嚼習慣が同地域においても口腔粘膜病変発症に強い影響を与えていることがわかった（**文献14**）。

このような知見を、当時愛知県がんセンターの疫学部が定例で開催していた「疫学懇話会」で発表してみたところ、会の世話役をされていた田島和雄疫学・予防部長（当時）から文部省の国際学術のグラントの研究協力者としてアジアの口腔粘膜疾患の疫学調査を進めてみないかとの誘いがあった。このグラントと田島氏の助言があってその後のベトナムやマレーシアにおける国レベルの口腔粘膜疾患疫学調査を実施できるようになったのである（**文献15**）。

口腔粘膜疾患の疫学研究の草分けはデンマーク王立歯科大学の病理学者、ピンボルグ教授である。病理学者でありながら、口腔粘膜疾患の臨床的診断基準を疫学と結びつけた。ピンボルグ教授から始まる口腔粘膜疾患の疫学の広大な河に、スウェーデンのアクセル教授、スリランカからロンドンに移動したワルナクラスリヤ教授らがそれぞれの国の経験を重ねていた。その積み重ねは口腔内科という専門性の必要性と価値の高みをもたらしつつあったように思う。その滔々とする流れの末端に私も入ろうとしていたのである。日本と東南アジアで口腔粘膜疾患の疫学調査を進めるうちに、日本を含むアジア各国の研究者が口腔粘膜疾患疫学調査を実施する上で、その口腔診査手順と疾病診断基準をアジアの実情に合わせて改編する必要性があると私は考えるようになっていた。そこで口腔粘膜疾患の疫学的研究の先駆者である欧州の研究者とアジアの研究者が一堂に会した国際ワークショップを半田氏と共に企画した。ＷＨＯの口腔粘膜疾患診査基準を邦訳した東京医科歯科大学口腔外科の藤林氏にワークショップ会長となっていただき、口腔粘膜疾患疫学研究の草分けであるピンボルグ教授と我が国のがんの疫学研究の第一人者で、受動喫煙によるがん発症リスクを世界で初めて報告した平山雄国立がんセンター（現在国立がん研究センター）元疫学部長のお二人に名誉会長となっていただくよう依頼したところ、皆さんが快く引き受けてくれた。国際会議運営の経験の全く無い、異なる大学の若手教員である半田氏と私の二人は会議開催のための資金調達だけでなく、会議準備のための科学委員会も立ち上げて準備を始めた。科学委員会の運営はスウェーデンのアクセル教授と平山氏から適切な助言をいただきながら進めた。その頃石井拓男先生は大学を辞して厚生省本省に移動されており、石井先生を通じて当時厚生省歯科衛生課の宮武光吉課長に、ワークショップの厚生省による後援をお願いした。第一回アジア太平洋口腔粘膜疾患ワークショップは、一九九二年四月に名古屋で開催され、欧州とアジアの研究者が口腔粘膜疾患の危険因子と疫学的背景について議論を含めることができた。東

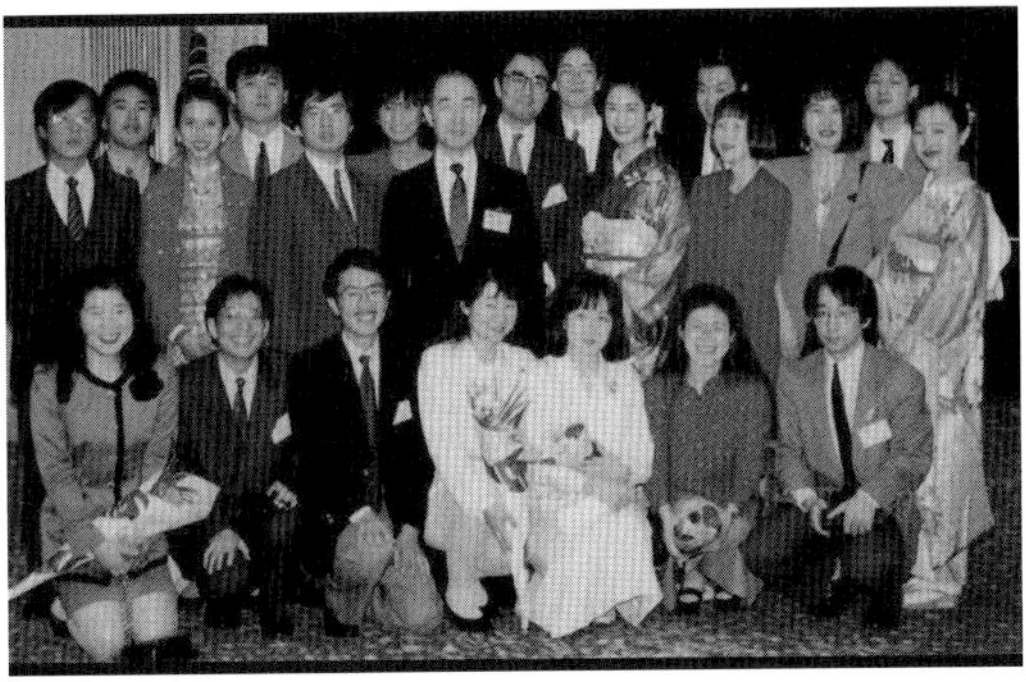

写真3　第1回アジア太平洋口腔粘膜疾患ワークショップのスタッフ、藤林孝司会長を囲んで（名古屋、1992年）

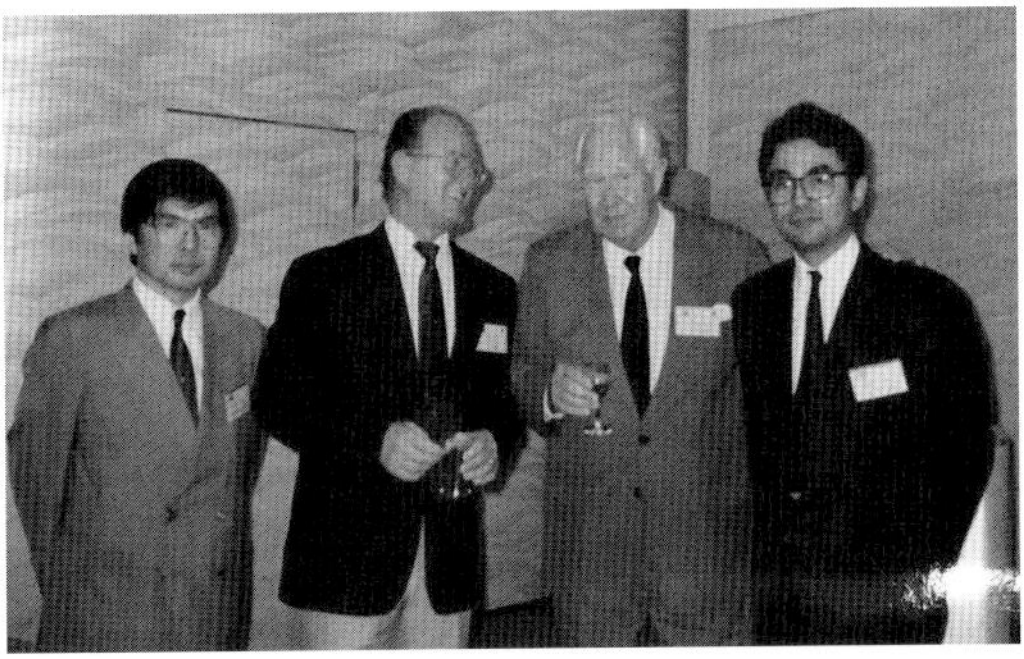

写真4　ピンボルグ教授（中央右）、アクセル教授（中央左）、半田氏（左）と共に（名古屋、1992年）

南アジアからの参加者は渡航費と滞在費をワークショップから支援することができ、ワークショップを身近で支援くださった朝日大学の森昌彦教授は、その後東南アジアからワークショップに参加した幾人かを研究生としてご自身の講座に迎え入れることになった。この国際ワークショップは、私と半田氏の発案であったが、その準備とワークショップ期間の運営は、それぞれの所属組織の若い人たちのボランティアが実に献身的に協力をしてくれたおかげで可能になったと思う（**写真3、4**）。

十三　口腔外科専門医からグローバルヘルス専門家へ　(四) カンボジア地域保健支援と国立国際医療センター国際医療協力局との出会い

私たちがカンボジアへの口唇口蓋裂手術チームの派遣と口腔粘膜疾患の疫学調査を行っていた頃は、日本とカンボジア和平を巡る動きが俄かに早くなっていた時期でもある。一九九一年十月、日本国は「カンボジア和平パリ協定」に署名をし、翌一九九二年三月に明石康・国連事務総長特別代表が着任、国連カンボジア暫定統治機構（ＵＮＴＡＣ）が発足して、同月に日本政府代表部が在カンボジア日本国大使館に昇格した。ちょうどその頃、日本では長野県の開業医村居正雄氏が中心になって歯科保健医療国際協力協議会（英文略称ＪＡＩＣＯ

Ｈ）を設立していた。「歯科の国際保健医療協力を語る会」を前身とした歯科国際保健を実践する個人や団体の意見交換を目的とする会で、ネパール歯科医療協力会の中村修一氏や深井穫博氏などＮＧＯとしてアジア各国で医療協力をしておられた方々に東京歯科大学の眞木吉信氏、行政から石井拓男氏、白田千代子歯科衛生士らが初期のコア・メンバーとして参集していた。会長の村居氏は、ＪＡＩＣＯＨがこれまでの歯科分野の国際協力の情報交換の場としてだけでなく、組織として医療協力活動を行いたいとの意向があり、カンボジアで活動していた私たちに声をかけてくれたのである。

口腔粘膜疾患調査の結果を何らかの形で現地にフィードバックしたいと考えていた私たちは、調査の対象地域で口腔疾患予防を入り口とした地域保健支援事業を村居氏に提案した。それを受けてＪＡＩＣＯＨはまず一九九二年にカンボジアに調査を兼ねた歯科医師、歯科学生、歯科衛生士を対象とするスタディ・ツアーを企画して、半田氏と私は現地での受け入れを担うことになった。その頃半田氏は、ドイツ技術協力公社（ＧＴＺ）による目的志向型プロジェクト計画立案手法（ＺＯＰＰ）を学んでいた。そこで一九九四年、ＪＡＩＣＯＨによる地域保健のプロジェクト形成にＺＯＰＰ法を使うことになった。当時ケープタウンにおられたマーチン・ホブデル教授（公衆衛生学）が国際口腔保健カンファレンスでカンボジアに訪問されることを知り、ワークショップのファシリテーションをお願いした。地域の住民代表と医療従事者、行政関係者の参加したワークショップをプノンペンで開催し、私は異なる考えとバックグランドの関係者の合意形成とプロジェクト形成の過程を初めて経験した。ホブデル教授の文字通りしなやかで柔軟なファシリテーションを間近で体験できたことは、その後政府開発援助の現場に身を置くことになる私には掛け替えのないものとなった。できあがったプロジェクトには郵政省国際ボランティア貯金から活動費の支援が決まり、岐阜大学医学部口腔外科にミャンマーから留学していたキュキュ・スウェ・ウィン氏がプノンペンに滞在してプロジェクトの実施と運営をすることになった。一九九四年にプロジェクトが開始されて、活動の柱の一つである小学校における口腔保健予防活動を、国立国際医療センターの建野正毅医師が視察をしてくれたことがあった。日本の政府開発援助の調査ミッションでカンボジア入りしていた建野氏を誘ったのは、国立国際医療センター国際医療協力局の流動研究員をされていた村居氏であった。この時私は、日本に国際保健を担う厚生労働省の機関があることと、国際保健専門家という職があることを初めて知ったのである。

一九九五年、フランスから帰国してから口腔外科講師としてのキャリアはあっという間に十年目になっていた。カンボジアにおける口唇口蓋裂手術チームのＮＧＯとＪＡＩＣＯＨの活動に関わりつつも、大学病院では口腔外科初診医の一人として臨床と教育を任せられ、またアジア各国で行っていた口腔粘膜疾患の疫学研究は、国際学会にも招待されるようになり、国際的な評価を少しずつ受けるようになっていた。このような成果から、口腔粘膜疾患の疫学は講座の研究の流れの一つとして認められるようになっていて、新たに口腔粘膜疾患専門外来も正式に動き出していた。ちょうどその頃医局から地方の中核病院の一つを私に任せたいという話があった。その提案を聞いて、これから臨床にどっぷりと浸かり、地域保健に口腔外科医として貢献したいという気持ちがあると同時に、獲得していた文部省科研費で動かしつつあった常滑市のコホート研究と、国際学術研究助成で進めていたマレーシアのベーテル咀嚼習慣による前癌病変と栄養との関係を探るためのマラヤ大学との共同研究は、まだ始まったばかりであった。こういったジレンマに悩むうちに本当に自分のしたいことは、カンボジアで出会った建野氏のされているような国際保健ではないかという第三の方向性に惹かれつつあった。

そんなある日、カンボジアの口唇口蓋裂手術を行っていたオペラシオンユニを支援してくれていた横浜の団体の会合で、国立国際医療センター国際医療協力局の古田直樹局長（当時）との出会いがあった。その日私たちの活動に興味を示してくださった古田氏は、私のフランス留学のこと、カンボジアのプロジェクトの経験のことなどを真剣に聞いてくださったのである。一九九六年六月初旬のある日、古田局長は突然外来で診療中の私に電話をかけてこられ、医療協力局に欠員が出る、局としてはアフリカで働ける仏語圏チームを作りたいので八月に赴任できないかと早口で提案された。即答は避けたが、私は心の中ではこの話を受けようと決めていたように思う。私にとっては人生の岐路となるべき大いなる決断であった。年度途中のある意味では非常識な提案であったが、河合教授も理解してくださり、大慌てで転職の準備を始めた。口腔粘膜疾患外来と口腔がん専門外来と実施中のいくつかの研究を同僚の長尾徹氏と深野英夫氏にお願いした。またマレーシアの共同研究は新潟大学予防歯科の宮崎秀夫教授と深野英夫氏が引き継いでくださることになった。一九九六年八月、十九年間の口腔外科専門医としてのキャリアに終止符を打ち、メスを置くことになった。とにかく十年間は口腔外科を離れて国際保健に没頭してみよう、そんな気持ちだった私は四十四歳になっていた。

第二章　グローバルヘルスの現場から見えたこと
―開発援助が必要な人たちに届くために

一　国立国際医療センター国際医療協力局に着任して　―グローバルヘルス専門家としてのキャリアの第一歩

一九九六年八月、私は東京の国立国際医療センター国際医療協力局派遣課（ＩＭＣＪ）で戸惑いの日々を過ごしていた。国際医療協力局は、一九八六年の創立以来、保健医療分野における日本を代表する国際協力機関として、厚生労働省や外務省、独立行政法人国際協力機構（ＪＩＣＡ）、世界保健機関（ＷＨＯ）などと連携しながら、低中所得国での技術協力プロジェクトへの専門家派遣、国内外の保健医療人材の育成、国際保健医療の研究を通じて国際協力を行っている組織である。

七月までは大学病院の口腔外科で助教授として臨床を行いながら、いくつかの研究助成金の交付を受けて研究主任をしていた。しかし今はもう緊急呼び出しのポケットベルを携帯する必要がなくなり、銀行の支店のような印象の広く見渡せる明るいオフィスで、新たに同僚となった「臨床から離れている」医師や看護師たちとデスクを共にしていた。私は派遣課の平の課員となったのである。同僚となった医師たちはシニアが多く、感染症や母子保健のバックグラウンドを持った経験豊富な彼らが話している略語はほとんど理解できなかった。そんなグローバルヘルス一年生の私をメンターとして導いてくださったのは、愛知県衛生部から出向中の田邊穣氏であった。田邊氏は、一九七五年にフランス政府給費留学生としてパリの病院におられたこと、そしてたまたま高校の先輩というよしみもあり、温かく接してくださる心遣いに感謝していた。直属の上司は喜多悦子課長（当時）で、着任したばかりの私は、一カ月後の九月に予定されていた中央アフリカ共和国首都バンギの基幹病院に対する医療機材整備準備調査ミッションへの出張を命じられた。外務省の無償資金担当課長が団長のミッションに技術参与として参加せよというのである。

その頃の中央アフリカは、軍のクーデターが起きた後に幾分平穏になっている時期であった。私は総合病院と大学病院に勤務した経験と、カンボジアでNGOとしていくつかの医療施設を視察したことがあったが、電気や給水が不安定で機材の維持管理、人材や予算の乏しいアフリカの基幹病院の必要としている医療機材がどのようなものか、当時は皆目検討がつかなかった。そこで、無償資金協力による医療機材調査経験が豊富な同僚の帖佐徹医師に、準備段階からアドヴァイスをいただいた。鹿児島弁の豪放磊落であるが機知溢れる印象の帖佐氏は整形外科医である。調査ミッションの医療機材専門のコンサルタントから事前に送られた機材リストにある医療機器とそれぞれのスペックを確認して、途上国の大学病院への供与の妥当性について検討した。当時ＩＭＣＪには開設以来の文書を保管したアーカイヴが同じフロアにあり、類似案件の報告書をいくつか選んで参考にした。それぞれの案件ごとにまとめてあるファイルボックスには先輩たちの手書きのメモが残されており、彼らの思考の跡を辿ることができた。検討した内容は、医療協力局の検討会で発表して、同僚と上司からの意見を聞いた。検討会で医療機材供与の背景から中央アフリカの歴史と現状を説明したところ、クーデターの頻発する国への機材供与の妥当性と持続性について疑問視する点も率直に議論されたと記憶している。その後外務省で開催されていた調査ミッション内の会議で技術参与として初めて意見を述べた。ミッションは総勢五名で、当時はパリで一泊して、アフリカ航空（今はない）で初めてバンギに向かった。

中央アフリカそしてブラジルへ

私にとって初めてのアフリカの街バンギは、黄土色の低い家の立ち並ぶガランとした印象であった。ホテルの窓からはウバンギ川の黒い水と手漕ぎの木彫りの小舟が点々と浮かんで漁をしている長閑な風景が見えた。対岸に見える草原は、コンゴ民主共和国のゾンゴのはずである。川沿いをのんびりと散歩したい気分であったが、在バンギ日本大使館から街を徒歩で歩くことは危機管理上禁止されていた。医療機材整備対象の総合病院は、最近フランスによって改築されていた。コンサルタントが用意した機材リストを基にして臨床科ごとに責任者と機材のユーザーを対象にしたコンセンサス会議をすることにした。驚いたことは、会議の参加者たちのほとんどがその機材リストを初めて目にすると言ったことである。そこで病院各科を視察した上で、各科の責任者とコンサルタントと私が改めて必要な機材案をリストアップすることにした。こうして二週間の調査日程の一日目が始まった。病院関係者との話し合いには、日本から持参した大判のポストイットにマーカーで自分たちの意見を書いてもらい、参加者と共有するというカンボジアの地域保健プロジェクトで経験した方法を試してみた。調査期間中も何度かクーデターの兆候が察知されたのであろうか、大使館の指示によりホテルで待機することもあった。そんな調査の合間に、ミッションのメンバーたちと郊外の村を訪ねて一般の住民の生活を見学した。茅葺と土塀の小さな家屋の屋内は簡素であったが清潔であった。子供たちが元気に走り回っていた。

バンギに行けたら会ってみたいと思っていた日本人がいた。「プサマカシ」（**文献16**）で有名な徳永瑞子助産師である。その頃、バンギ市内の保健センターでＨＩＶ患者や家族を支援するプロジェクトをされていたが、訪ねてみると保健センターの管轄する地域全体の母子保健を中心とする支援もしていることがわかった。徳永助産師はスタッフの助産師や看護師から慕われている様子で、保健センターを訪れる人たち一人ひとりに歩きながら声をかけておられた。訪れた女性たちや助産師たちの明るい笑顔の活き活きとした様子が印象的だった。うまくいっているプロジェクトは、指標や成果の数字では表しきれない、関わっている人たちが明るく活き活きとしているものだということを、この時知ったと思う。

初めてのアフリカにおける調査期間はあっという間に終わった。団長と私は先方政府と合意文書を交わしてから帰国、コンサルタントのチームが現地に残って供与機材選択を最終化するのを待った。コンサルタントも帰国してから調査結果を取りまとめていたころ、バンギでは新たなクーデターが発生した。ＣＮＮの画像は、私たちが泊まっていたウバンギ川沿いのホテルに武装兵士たちが軍靴で入り込んで占拠していることを伝えていた。

このようにして私のグローバルヘルス一年目が始まった。一九九七年は、ボリビアとブラジルへそれぞれ三カ月の短期派遣があり、JICAの技術協力プロジェクトの活動支援に携わった。スペイン語とポルトガル語は、フランス語と根本を共有する言語だからだろうか、派遣前に短期間独学することで日常会話程度はできるようになっていた。ボリビアではサンタクルスの日本が建築した基幹病院で口腔外科のリフェラルシステム構築支援を、IMCJの同僚でプロジェクトリーダーの三好知明医師と相談しながら行った。ブラジルでは東北ブラジルのレシフェで実施中の公衆衛生プロジェクトで、保健情報管理システムの現状調査をリーダーであった建野正毅医師と共に行った。以前カンボジアで私がNGOとして関わっていた地域保健プロジェクトを視察してくださった建野医師である。翌一九九八年、建野医師に次いでブラジル国ペルナンブコ連邦大学にリーダーとして長期に派遣されることになった。ポルトガル語はJICAの派遣前の短期研修で学んだのみである。プロジェクト調整、社会学、寄生虫学、公衆衛生学の専門家一人ひとりに支えられながら、プロジェクトのリーダーを二年務めた。プロジェクトは、大学の地域・公衆衛生センターが、貧富の格差と都市と地方格差の極めて大きいというブラジルにおいて進行中だった地方分権化政策を、州内の自治体が実施する過程を大学の人材を活用して支援するというものであった。プロジェクトの運営を通して、公衆衛生学が医歯薬看護学だけでなく、社会学、心理学、人類学に加えてデザインや写真、視聴覚などの異なる専門性を活用するというmultidisciplinary（学際的）なものであることを学んだ。このように一九九六年から二〇〇〇年は、日本の政府開発援助に関わりながら、とくにブラジルにおいて地域の公衆衛生について現地の専門家たちから学んだ時期であった。当時ＪＩＣＡは東北ブラジルにおいて、保健分野でもう一つの技術協力プロジェクトを実施していた。そのプロジェクトが創りつつあった「人間的出産ケア」という概念を、プロジェクト専門家であった三砂ちづる氏を初めとする日本の助産師たちから直接学ぶことができたことも、その後の私のアフリカ仏語圏での活動の基礎となったと思う。

二〇〇〇年十月、ブラジルでの長期派遣を終えた私は、中央アフリカ以来の仏語圏アフリカであるマダガスカルにようやく足を踏み入れることになった。それから二〇二一年までの間の私のグローバルヘルス専門家としてのキャリアは、仏語圏サブサハラ・アフリカ諸国において、経験を積み重ねながら少しずつ進むことになった。それは現地の人たちの声を聞きながら、格差社会における人々の健康の公平性と開発支援の倫理について考え、開発が必要な人に届くにはどのようにしたら良いのかを自問し続けた期間でもあった。

二　ミレニアム開発目標から取り残された国の保健省大臣官房執務室から

二〇一八年十月、初めてサブサハラ・アフリカの国を訪れてから二十二年目、私にとってグローバルヘルスの最後の現場であるコートジボワール共和国保健省大臣官房の執務室に私は座っていた。国立国際医療研究センター国際医療協力局は、同年の三月に退職していた。

その頃のコートジボワールの経済成長率は七・八％（二〇一七年世界銀行）と好調である。かつての首都であり、今も国内最大都市であるアビジャンでは、高層ビルが建ち並び、高速道路やラギューン（潟湖）を横切る新しい橋梁が建設され、都市部の再開発計画が進んでいる。この経済発展はグローバリゼーションのもたらしたポジティブな側面である。一方、グローバリゼーションの負の側面として、コートジボワールも国と国または国内での社会・経済格差の拡大は深刻で、国民の半数が貧困に喘いでいる。特に女性は、公平な医療サービスへのアクセスを妨げられ、その結果として妊産婦・新生児死亡率はそれぞれ世界でも下から十二番目、八番目となっている。人々の健康は社会経済と密接に関係しており、コートジボワールの貧困層の女性、子供、高齢者は、グローバリセーションのもたらす恩恵から取り残されている。

コートジボワールの女性や子供のおかれた状況

保健省官房顧問としての赴任に先立って、二〇一七年七月某日、ＪＩＣＡの調査団の一員として当地に来ていた私は、アビジャン圏の人口密集地域のある基幹病院で、産科ケアの参与観察をしていた調査団の日本人助産専門家から報告を聞いていた。

その日の朝早く、緊急治療を必要とする妊婦が、地域の保健ポストから手術設備が整っているその病院に搬送されたものの、その後七時間経っても医師による診察も助産師によるケアもされないままに院内に放置されて、ようやく出勤した医師による帝王切開手術も空しく子宮破裂、胎児死亡に至ったという。痛みや苦しさに怯えながら一人で七時間過ごし、麻酔から覚めて自分が子供を失ったことを知った女性の悲しみに、病院の職員の一人でも寄り添うことができたのだろうか。その助産専門家は、このように生命の危機に直面している母子の観察を放棄することは、助産師としてのモラルを損なっているかもしれないが、助産師のモラルや能力の問題だけが原因ではない、と言う。その女性を放置した理由について産科の助産師たちに聞き取りをしたところ、彼女たちの返事は、おおむね「手術できる医師が出勤しておらず、自分にはできることがなかったから」というものだったという。その助産師たちの声から、女性が安心してお産ができることを自らのミッションとして勉強し、資格を取り、希望に満ちて職に就いたはずの助産師たちが、今や生命の危機に瀕する女性に寄り添えていない自分を正当化せざるを得ない状況に追い込められている苦しい状態にあるのではないかと感じた。背景には、一人の妊産婦が安心して出産ができる環境を整えるために、行政や病院がそれぞれなすべきことを十分に果たしていない現実があるはずだ。私たちが目の当たりにしたこのようなことは、この国の妊産婦死亡率や新生児死亡率の高さを裏付けているほんの一例でしかない。それでも、この病院のある都市には病院や保健ポストが地方よりも多く、配置されている医療従事者の数も多い。一方、地方の医療施設の施設数や配置されている人員の状況は惨憺たるもので、医師や助産師の数も当然少なくなる。国が大号令で推し進めている国民皆保険制度もまだ整っていないので、医療費は自己負担の割合が大きい。しかし、妊産婦と子供の医療費は、国の無料政策があるため公立病院に患者が殺到し、医療従事者は一人ひとりのケアに専念する時間が不足するという悪循環もある。

何故日本が支援をするのか

このような女性や子供を守るべき保健システムの脆弱さは、サハラ以南のアフリカの多くの国々に共通した問題とされており、世界の妊産婦死亡の減少は二〇〇〇年から二〇一五年のミレニアム開発目標（ＭＤＧｓ）の最優先課題であった。二〇〇〇年から紛争状態にあったコートジボワールは、ＭＤＧｓから取り残された国の一つであった。その後コートジボワール政府は経済開発を強く推し進めてきてその成果が上がっているが、その経済成長と大きく矛盾している高い妊産婦・新生児死亡率を減少させることが、現在の国の最重要課題であるとして、その目標達成のための取り組みを始めた。

私は、世界のどこかで健康格差のために命を失っている人たちを思い遣ることが、グローバルヘルスに携わる者の出発点であると思っている。我が国は、アジアやアフリカ諸国の妊産婦ケアの改善に長年貢献してきた実績がある。同じ西アフリカのセネガルは、それまでに妊産婦死亡率を半減させることに成功している。その要因として、同国の妊産婦ケア改善政策の実施に異なる協力機関や複数の国が連携して支援したことが挙げられている。このような成功体験を、共通の問題を抱えるコートジボワールにおいても現実のものにできるよう、国の政策として取り組みたいという考えから、日本はこの国に対する支援を決定していた。私はその支援の一端を担うべく、ＪＩＣＡからの要請を受けてコートジボワール保健公衆衛生省大臣官房の一員となったのであった。

三　女性の尊厳を取り戻す ―アフリカにおける「女性に敬意を払った出産ケア」

二〇一三年十月、西アフリカ、セネガルの首都ダカール。日本が支援する保健省の母子保健局のプロジェクトをＪＩＣＡ短期専門家として訪れた私は、次のようなフランス語のスローガンに出会った。

Dignité retrouvée
pour la parturiente et la famille
（産婦とその家族の、もう一度見出された尊厳）

「失った尊厳を取り戻す」ということ

スローガンにある「産婦さん la parturiente」の「もう一度見出された（＝取り戻された）尊厳 dignité retrouvée」という一つ一つの言葉には、いつでも、どこにいても輝いていてほしい女性たちが、セネガルの出産の現場では実は尊重されておらず虐げられていることもあるという現実に対して、セネガルの医療施設の出産ケアの問題をなんとか解決したいという保健省の担当官たちの思いが込められていた。その六年前の二〇〇七年のＪＩＣＡによる調査で、首都から遠く離れた貧困州タンバクンダの医療施設では、陣痛の始まった女性に助産師が寄り添わなかったり、出産中に助産師が女性に言葉の、あるいは肉体的な暴力を振るったりすることが観察されていた。自宅から遥か遠方にある医療施設まで徒歩でようやく辿り着いても、長い間屋外で待たされた上、ようやく分娩室に入って雑然と並んだ分娩台に横たわっても誰かが寄り添ってくれるわけでもなく、時には助産師の介助が無いまま産婦さんが廊下で一人で産み落とすという事故も日常的にあったと報告されている。その施設でお産を経験した女性たちに聞き取り調査をしてみると、産婦さんたちが望んでいたのは、自分たちをもっと尊重してケアしてほしいということだった。産婦さんたちが失ってしまったもの、取り戻したいと願っていたものは、人としての尊厳だったのである。このような状況を変えたいと熱心に行動したのが当時のタンバクンダ州の医務局長ソンコー医師や母子保健担当官であるソー助産師（**写真5**）だった。女性が妊娠してから出産、産後まで、一人の助産師が継続して寄り添うこと、女性を尊重した標準的な質の出産ケアを行うこと、そのような過程を行政とコミュニティが支援するという継続的・包括的なケアモデルを、この二人を中心にしてＪＩＣＡの日本人専門家も手伝って試行錯誤で作り上げたのである。二〇一三年、私がダカールのプロジェクト事務所を訪れたのは、その「妊産婦・新生児継続ケアモデル」（ＰＲ

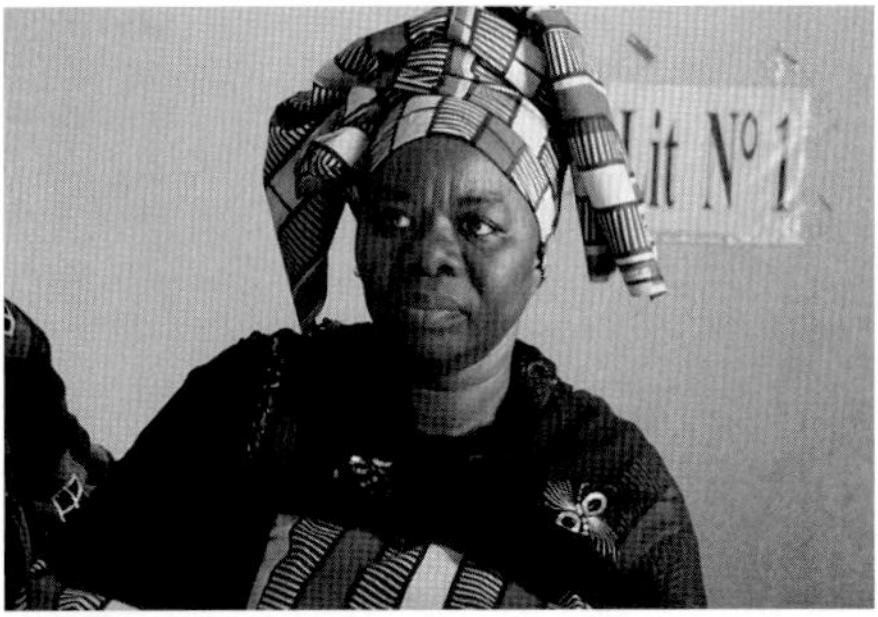

写真5　セネガル国タンバクンダ州母子保健担当官ソー助産師（2013年）

ＥＳＳＭＮ）を適応した効果がタンバクンダ州で確認されて、保健省が国の政策としてＰＲＥＳＳＭＮを全国に普及を始めた頃であった。

ところでタンバクンダの医療現場で尊厳を失っていたのは妊産婦だけではなかった。実はケアする側の助産師たちも心に傷があったという。先のスローガンには加えて下記のような言葉もあった。

Personnel de santé
motivé, attentif
et prévenant

（意欲的で、思いやりと注意深さのある医療従事者）

多くの助産師たちは、器材や薬剤が乏しく、過剰な患者数が集中するという環境で妊産婦を適切にケアできていない状況にあり、仕事に意欲を失くしていたのである。上記のプロジェクトで、妊産婦継続モデルの実施に参加することで、助産師たちは少しずつ思いやりを込めて「注意深い attentive et prévenant」ケアができるようになり、「意欲的 motivé」になることができたという。ケアをする側に、まず職業人としての満足が無ければ、女性を尊重したケアができるわけがないことを、タンバクンダの関係者たちは知っていたのだと思う。

セネガルの経験をコートジボワールに

二〇一九年の三月にアビジャンで保健省とＪＩＣＡが小さな国際セミナー「妊産婦・新生児継続ケアについて考える」を開催した。日本、カナダに加えてセネガルからも専門家が招かれ、コートジボワールの関係者と濃密な意見交換をした。セネガルの保健省の専門家が、貧困州タンバクンダで生まれた「妊産婦・新生児継続ケアモデル」（ＰＲＥＳＳＭＮ）を国の政策として全国に普及したこと、また、出産の現場で科学的根拠に基づくケアが実施されるようになり、女性の満足度が高くなったという疫学的調査結果を発表すると、会場からは賞賛の拍手が湧き起こった。世界保健機関（ＷＨＯ）が二〇一四年に「全ての女性が、尊厳を保ち、尊重されたヘルスケアを受ける権利や、暴力や差別を受けない権利を含めた、到達し得る最高基準の健康に対する権利を持っている」という声明を発してから、世界中で正常出産のケアの質改善に向けた大きな流れが生まれた。その五年前に遡って、二〇〇九年にセネガルの地方の医務局の関係者が発案をしたPRESSMNは、その世界の潮流に応えるお手本となってきたことが、このセミナーで確認された。北側が南側を援助するというのがグローバルヘルスの基本形と考えられている。北側の研究者たちが根拠を確認した方法がアフリカで実施されて、北側の研究者がその効果を確認するという援助の仕方である。しかしこここ西アフリカでは、西アフリカで西アフリカの人によって創られた、西アフリカの背景を十分に配慮したモデルが、今セネガルからコートジボワールに手渡されようとしていた。

四　命と健康は自立した国の行政によって守られる　―開発支援の功罪

私たちの日々の暮らしは、さまざまな行政サービスで支えられている。行政サービスとは、地域の問題や住民の意思やニーズを自治体や国が把握し、合理的な政策のもと、必要な措置・支援をするというものである。そのサービスは、行政に携わる人々の毎日の業務の積み重ねによってもたらされると言える。ところが、アフリカ諸国で保健省の政策顧問をしてみると、自国のニーズを把握して、そのニーズに対応する政策を作成し、その政策に基づく計画を策定して、さらに計画に沿った予算付けを行って執行するという、基本的な行政サイク

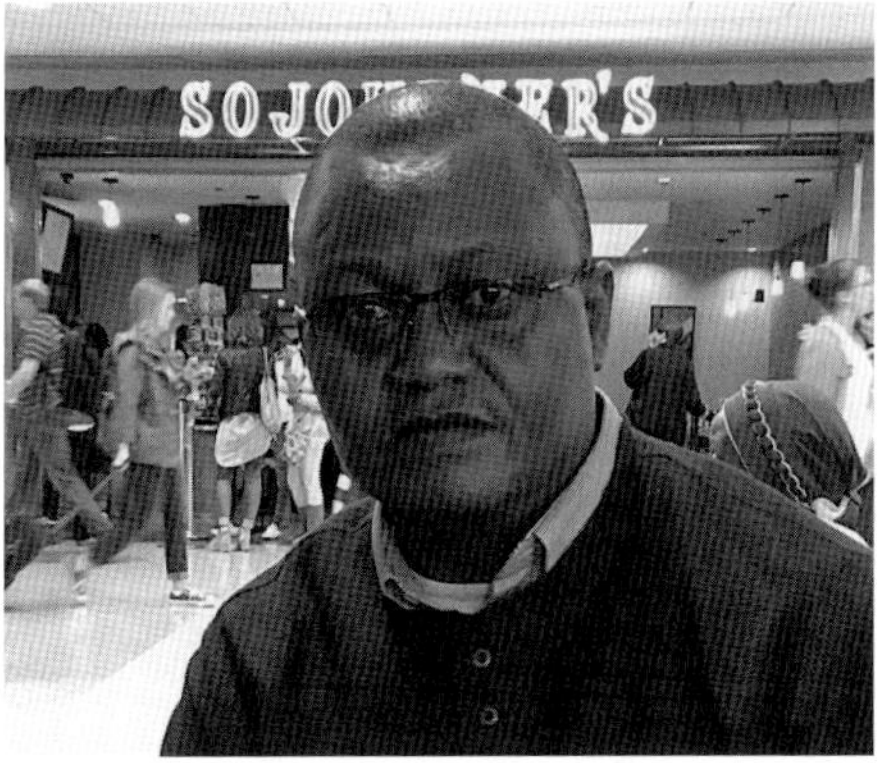

写真6　コンゴ民主共和国保健省調査計画局長（当時）イポリット・カランバイ氏（2012年）

ルを廻すことができていない国が多いことに気づく。そしてそのような状況は、開発パートナーの支援の仕方がむしろ悪影響を及ぼしていることもあると私は考えるようになったのである。

二〇一二年十二月、東京でＪＩＣＡと国立国際医療研究センターが開催した保健行政管理研修の最中のことだった。コンゴ民主共和国保健省次官付顧問だった私は、私のカウンタパートである二人の局長と一緒にセミナー室にいた。「問題は、保健省が計画した活動の執行率が低いことです」、自分の感じている最大の課題は何かという質問に、しばらく逡巡した後に、ようやく答えた保健省調査計画局長のイポリット氏の言葉に、研修ファシリテーターは、「その問題の原因は何ですか」とたたみかけた。「その原因は、そうです、開発パートナー主導の活動が、その国の保健省の計画より優先されるからです。私の悔いは、この十年間保健省にパラレル・システムを作ってきたことです」。広い額の汗を拭いながら、イポリット氏は一気に吐き出すように話した。パラレル・システムとは、自国の既存の行政組織とは別に、自国への支援として割り当てられる莫大な予算規模のいくつかの世界的なイニシアチブの活動を執行するための組織のことである（**写真6**）。

パラレル・システムが生まれる背景

世界銀行や世界基金の感染症対策支援、国際連合や米国が行なっているエイズ支援などは、ＪＩＣＡなどの二国間政府開発援助とは異なり、世界的規模の緊急かつ重大な保健課題に対応するもので、世界的な保健支援イニシアチブ（Global Health Initiatives）と呼ばれており、世界の結核、マラリア、エイズなどの重大感染症コントロールに大きな貢献をしてきた。一方、予算規模の莫大な事業運営は、途上国の行政組織の能力を超えているという理由で、運営に必要な人材と資機材を国外の資金でまかなう組織が作られるようになった（**文献17**）。イポリット氏は、調査・計画局長に赴任して以来、異なる世界的な保健支援イニシアチブの省内の交通整理役の立場であったという。彼が本来目指したかったのは自国の保健行政の強化であったが、実際には開発パートナーの活動を執行するための「パラレル・システム」を省内に作らざるをえなかったことを自戒したのである。イポリット氏は、その後二〇一五年まで局長を務め上げてから世界保健機関（ＷＨＯ）に移った。その移籍する年に、「保健セクターにおける援助調整」について自国の事例をまとめてＷＨＯから出版している（**文献18**）。報告書には、国の保健計画の執行率が二〇パーセントに満たず、反対に開発パートナーの予算執行率が一〇〇パーセント近くであったことが言及されている。また、開発パートナーではなく国自身が援助調整を果たすための能力を身につけるべきだと結論づけている。「パラレル・システム」は支援者依存の傾向の強いアフリカ諸国では、保健省の組織図に平行した国家プログラムとしてよく見かける。

西アフリカにおけるエボラの流行と「パラレル・システム」

二〇一三年十二月から西アフリカ諸国で拡がったエボラウイルス病（ＥＶＤ）のアウトブレイクは、その拡大の速度と規模の大きさ、症例数、死亡数が過去の事例を遥かに超えたことで、ＷＨＯが「国際的に懸念される公衆の保健上の緊急事態」を宣言し、世界中に大きな関心が広がったことは、新型コロナのパンデミックのためか人の記憶から薄れてきているように思う。エボラは、一九七六年にコンゴ民主共和国で初めて症例が見つかってから四十年

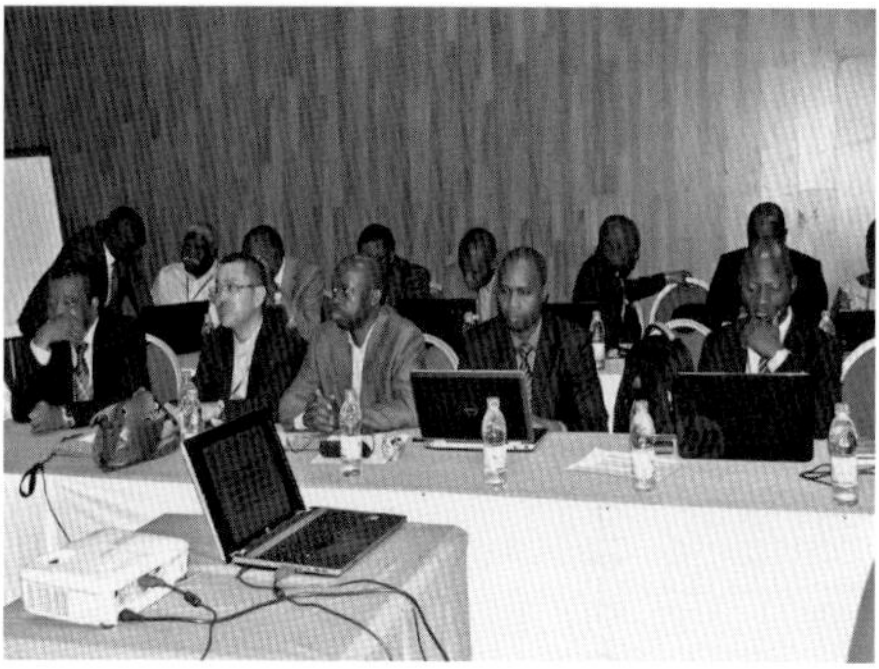

写真７　コンゴ民主共和国とコートジボワール国エボラ対策チームの合同会議・前列左端がムィエンベ教授、筆者はその隣（アビジャン、2015年）

間、国内で七回以上流行を繰り返していた。この長年の経験から、その封じ込めの知見と人材を蓄積してきたコンゴ民主共和国は、二〇一四年から始まった西アフリカのエボラ流行の最前線に一五〇名以上の自国の人材をＷＨＯやＵＮＩＣＥＦなどの専門家として派遣している。私は当時同国の保健省顧問として、エボラが流行していた三カ国のうち、リベリアとギニア二国と国境を接するコートジボワールのエボラ対策を支援するために、コンゴの専門家と共に同行し、アフリカ人同士が真剣に協働する現場に立ち会った（**写真７**）。

このエボラ流行が終息した後、なぜエボラが西アフリカで流行して、犠牲者が一万人以上になるまで封じ込めができなかったのか、世界的な議論になった。ＷＨＯは、流行した三カ国の「保健システムが脆弱であった」ことが大きな原因であったと結論づけた。一方、エボラはコンゴ国内だけの風土病ではなく、西アフリカ諸国において、森に近隣する住民の野生動物の食習慣や感染経路として注目された埋葬の仕方など、エボラの発生の背景となる環境、地域社会、文化要因に共通点があり、地域レベルでの日常的な対応の必要性も指摘されている。私は、西アフリカ諸国に対する長い開発支援の歴史の中で、なぜこのような地域特性を考慮に入れた、それぞれの国が自立した保健行政組織を作ることができていなかったのか、開発支援する側に謙虚な視点が欠けていたと感じている。西アフリカのエボラの流行は、保健開発支援の目的が、「パラレル・システム」を作らせることではなく、長期的な視点でその国のニーズに対応できる保健行政を構築することにあることを伝えているように思う。

五　他者の苦しみへの責任

マダガスカルはアフリカ大陸の南東、インド洋に浮かぶ大きな島である。日本の人々にはマダガスカル固有の原猿「アイアイ」やディズニーのアニメで知られているだろうか。首都は島の中央高地にあるアンタナナリボ。女王宮が見下ろす小さな赤い煉瓦の家が連なる美しい街である。私が二〇〇〇年から二〇〇四年の四年間赴任していたのは、首都から六五十キロ北西に離れたマジャンガであった。紅色の水を湛えるベチブカ河の広大な河口に突き出た小さな街である。赤い海、砂丘、低い灌木群、河口の対岸のカツエッピ地域のさとうきび畑と製糖工場の廃墟、サッカラバ族の古い因習を受け継ぐお祭り、そして河口で採れる蟹や海老の濃厚な味など、今でも懐かしく思い浮かべることができる。週末の夕方には、街からバイクで二十分ほどのシルク・ルージュ Cirque rouge によく行った。Cirque とは、地質学的には、カールまたは圏谷のことで、氷河によって削られた谷とのことである。左手に青く輝く海岸を見ながら、小さな道を登ってゆくと、それまでの景色とは全く異なる、赤茶けた垂直に切り立った崖が一八十度広がっている風景が突如現れる。乾いた谷底へは、容易に降りることができる。そこには誰もおらず、さえぎるものがない日差しと、鳥の声。砂漠のようなこの谷の底に泉が湧いていていた。

下半身不随の少女

マジャンガは、サッカラバの言葉で花を意味すると聞いたことがある。沖からマジャンガの花々に彩られた海岸を見つけた海人が名づけたのだろうか。その海を見下ろす高台に、女王という意味の名前を冠した大学病院がある。十四歳の笑顔の可愛い少女、アンドニジャヤに会ったのは、その病院にＪＩＣＡの専門家として赴任していたある日のことである。フランスの旧植民地だったマダガスカルの病院は、日本のように一つの建物に複数の診療科があるのではなく、診療科ごとにフランス植民地時代の名残の平屋か二階建の病棟が、広い敷地に点々と広がっていた。敷地の奥まった場所にある慢性疾患病棟の窓を開け放った部屋の、乾季特有の低く傾斜した陽射しが優しく入る窓側のベッドに彼女がいた。私が声をかけると、いつも飛び切りの笑顔を返してくれるアンドニジャの下半身は動かなかった。髪を後ろに束ねた若いお母さんが、二時間ごとに体位変換をしないと、臀部に褥瘡ができるのだと看護師長は説明してくれた。アンドニジャはマジャンガの近くの村から運ばれた。下半身が動かなくなったのは、村の風習で、生理の始まったばかりの彼女と一夜を過ごそうとした長老が、激しく抵抗した彼女に対して振るった暴力のためであった。下半身不随になるほどの暴力とは、想像を絶するものである。

社会的な苦しみ

グローバルヘルスは、世界中の全ての人々の健康の公平性を実現することを目的としている。持続可能な開発目標（ＳＤＧｓ）の目標３には、あらゆる年齢のすべての人々の健康的な生活を確保し、福祉を推進することと記されている。ＳＤＧｓの目標指標の一つに妊産婦死亡率の低下があり、二〇三〇年までに世界の妊産婦死亡率を出生十万人当たり七十人未満にするのが目標とされている。しかしこのような統計の数字は、死んでゆく女性たちの苦しみや恐怖の実態を伝えることはできないと、ポール・ファーマーは、『他者の苦しみへの責任』（みすず書房、二〇一一年）の中で書いている。死への苦しみに苛まれる女性は、妊産婦だけではなく、アンドニジャのような文化的、社会的な暴力の犠牲者もいるのである。このような残虐行為によってもたらされるトラウマ、苦痛、機能障害は、健康上の問題であるが、同時に政治的・文化的な事象であり、その犠牲者は「社会的な苦しみ」を受けていると言える（上述書より）。それはアフリカの貧困の中にある女性だけでなく、日本においても、家庭で親に虐待を受けて、その苦しみを人に伝えることなく殺されてしまう少女も例外ではない。

グローバルヘルスが目指す公平性の公平は、フランス語の辞書には「*l'équité, c'est traiter les autre comme nous aimerions être nous même traités.*」（*Lexique de sciences économiques et sociales- La DECOUVERTE*）のように定義されている。すなわち、「私たち自身が受けたいと感じていることを、他者に対しても同様にすること」とあり、*justice*（正義）という考えから由来するとしている。自分が「享受」している、例えば行政サービスが、それを受ける必要のある他の人たちも受けられるようになっているという社会が「公平」な社会ということだろうか。「公平」とは、このように倫理的な意味合いの濃い言葉なのである。私たちが望む世界は、世界中の全ての人々が健康になって、公平な社会に共存することである。グローバルヘルスはそのためにあると私は思っている。世界中の政治や行政に携わる者一人ひとりが、不公平の側にいる人々、差別を受けている弱者の気持ちを、どれだけ「思い遣る」ことができるかが、彼らのあるべき資質として重要なのである。また、このような社会の不公平性を少しでも減らすための政策を、最大限の資源動員によって実行することが、国の政治と行政の責務ではないだろうか。そして政治と行政に生活の場で起こっていることを伝えることが肝要である。不公平を被っている人たちを支えるのは、私たち自身なのである。

六　アフリカにおけるケアの質と多部族コミュニティ

「恋するヨプゴン・ガール」

私がコートジボワール共和国で勤務していたアビジャンのプラトー地区は、三方向がラギューン（潟湖）に囲まれている。南方に進むとギニア湾、東側対岸はココデイ地区で、西の対岸に広がるのが人口密集地ヨプゴン地区だ。ヨプゴンと聞いて、もし「恋するヨプゴン・ガール」（マルグリット・アブエ原作、クレマン・ウブレリ作画、二〇〇五年）を思い出すなら、きっとフランスの漫画B.Dのファンに違いない。そこに描かれているのは、一九七〇年代のヨプゴン地区に住む少女アヤの日常生活である。ヨプゴンは、このように平和に人々が暮らしているという印象がある一方、二〇〇〇年には、当時の政府軍や警察が、この地区に居住していた「北部」出身の住民を虐殺した場所でもある。アマドウ・クルマによる、元少年兵のビライマを描いた連作小説の二作目、「Quand on refuse on dit non」（二〇〇四年未訳：拒否する時、人はノンと言うものだ）には、殺される一人ひとりが自分の死体を埋めるための穴を掘らされることや、ヨプゴン地区にはその穴があちこちにあって、その光景を「有名なヨプゴンの墓地（charnier）」と呼んだとある。作者は、このような殺戮はヨーロッパ人なら「戦争」と呼ぶだろうが、アフリカ人は「部族戦争」と呼ぶ、と主人公の少年ビライマに語らせている。

「四人の高齢者のルレ」

コートジボワールには実に六十以上の部族があり、六十もの言語があるという。アビジャン圏の人口密集地帯であるヨプゴンとアボボ地区は「部族と民族のバスケット」と呼ばれるほど多くの部族がある上に、ブルキナファソ、ギネ、ガーナ、マリなど周辺国から移住した住民も加わって、まさに「人種のるつぼ」を形成している。ある日の午後、アボボ地区のある保健ポスト（住民に一番近い保健医療施設）を視察した後に、私たちはその施設を管理する住民委員会のメンバーと共に、コミュニティで保健活動を担う地域保健員（ACS：agent communautaire de santé）とルレ（relais communautaire）を待っていた。西アフリカ諸国では、プライマリ・ヘルス・ケアの促進のために、コミュニティレベルで簡単な治療や予防接種などを担うACSと、コミュニティと医療施設の連携やヘルス・プロモーションを担うルレが活動している。ACSとルレを、保健ポストの医療従事者が技術的に、住民委員会が財政的に支援する仕組みである。私たちの訪問した保健ポストは、カバーするコミュニティの規模が大きいので財政状況は悪くないはずである。しかし産科に入院している女性の数は疎らで、分娩室は清掃されておらず、壊れた古い分娩台が置かれていた。治療器具は少なく、錆びているものもあった。分娩室のプラスチック製のたらいに汲み置いた水にボウフラが湧いていた。そして陣痛の始まった女性一人が、廊下のベンチで誰も付き添いの無いまま横たわっていた。私たちは、コミュニティからの財政支援があるにも関わらず、近隣の施設に比べると、この施設は資機材の更新に十分な予算措置をしていないと評価した。その時、お揃いのTシャツの一目でACSとわかる大勢の若者と共に、異なる民族衣装に身を包んだ、いずれも高齢の男性五名が部屋に入ってきて、彼らだけが私たちの前に立った。この地域のルレであった。

「ケアの質とコミュニティの参加」

ルレは、文字通り地域と施設を繋ぐ、リレーする役割がある。西アフリカのどこの国でも地域のルレと話せばコミュニティの状況がわかるし、地域で活動しているNGOや異なるドナーの支援の状況も把握することができる。しかし、私たちの前で一言も喋らない五人のルレは、保健の連携というより、異なる部族間の連携をしているようであった。そして私はルレたちの全員の腕に光るスイス製高級腕時計が気になっていた。アフリカ諸国では、かつて出産は自宅で伝統的産婆が立ち会うか、女性が一人でするという状況から、現在は医療施設で助産師などの資格を持った医療従事者が介助するという政策に転換していた。医療施設で女性がお産をするためには、産前から検診を受けて、妊娠期を安全に過ごして、出産のリスクを減らすことが重要である。同時に、施設での出産ケアの質の向上のためには、予算が乏しいアフリカ諸国では、コミュニティが住民委員会を通して、施設で不足している人材や医療機材を補填する仕組みができている。ルレはその仕組みを動かすキーパーソンのはずだが、アビジャンでは、ケアの改善より部族間の調整が優先事項となっている施設があり、その調整のために本来は女性のケアに必要な資機材の調達に使われるべき資金が運用されるという、とても政治的に微妙な地域問題が保健の問題解決を妨げているということがわかったのである。

一九七〇年代に恋をしていたヨプゴンの少女アヤは、その後度重なる政情不安が続く中で意中の人と結婚をし、安全に出産し、幸せな家庭を築いたのだろうか。その後日譚はない。

七　「死ぬ病院」から「生きる病院」へ

七月のアビジャンは、朝夕は二五度を下回るようになる一年で一番過ごしやすい季節だ。夏期休暇で子供たちの送り迎えの車が減り、また欧米人が一斉に休暇を取るので悪名高いプラトー地区の渋滞は幾分緩和されている。そんなプラトー地区の夜更けに、マダガスカルからメールが届いた。マダガスカル島北西部のマジャンガ大学病院に勤務する小児科医デイアボラナからだった。彼女に初めて会ったのは二〇〇〇年、私がマジャンガに派遣された頃で、彼女も小児科専門医研修課程を終えてこの大学病院に赴任したところだった。あれから長い年月が経ち、彼女はフランスで研鑽を積んで教授資格を取得した後にマジャンガに戻り、最近マジャンガ大学病院長に就任したところだった。その彼女からのメッセージは、「*Le 90ème Staff Néonatal a eu lieu vendredi dernier*」（九十回目の新生児スタッフ会議が先週金曜日に開催されました）であった。

Staff Néonatal 新生児スタッフ会議のこと

デイアボラナが最初に赴任した当時のマジャンガ大学病院は、周辺の住民からは「死ににに行く場所」と呼ばれるほど信頼がなかった。合併症のある産婦さんが、地方から大学病院に移送される途中で亡くなったり、病院に辿り着いても輸血用の血液が間に合わなくて救えなかったりすることもあった。また生まれた赤ちゃんも十人に一人は病院で亡くなっていた。私が産科病棟を訪ねると、廊下の隅で布にくるんだ亡くなった我が子を抱いて、泣いている女性を見かけることもあった。このような状況に心を痛めていた当時の病院長のモニックは、産婦人科と小児科のスタッフに「死ぬ病院」から「生きる病院」に変えようと呼びかけた。当時は、産婦人科と小児科との意思疎通が悪く、産科病棟と小児科病棟も離れた場所だったこともあり、重篤な状態で生まれた新生児の蘇生が遅れることもよくあったからである。

モニックの呼びかけで二〇〇一年に始まったStaff Néonatal の立ち上げの中心となったのは、病院の若手の産科と小児科医、助産師たちで、日本から応援に来ていた若い小児科医も加わった。Staff Néonatal は、当初新生児死亡や死産を減らすことを目的としていたが、そのためには小児科と産科が連携することが不可欠だという意識がチームに自然に芽生えてきた。そこで定例会議では、新生児ケアだけでなく産科救急についても議論することになったのである。地域の産前検診の質や末端の医療従事者の意識についても議論されるようになり、母子保健行政の担当者も会議に参加するようになった。その月に地域で亡くなった妊産婦一例一例について、その原因を検討して、自分たちで改善策を提案した。改善策としては、産科、小児科のケアを標準化するためのプロトコール作成、患者カルテの整備と情報記載、院内の症例検討会の励行、院内と州保健医療従事者に対する研修などの「予算の多くかからない」活動であった。小児科と産科病棟の壁には活動計画が張り出されて、スタッフ全員が毎日目にすることができるようにした。活動は、二〇〇一年十二月から六カ月に及ぶ政治的混乱の間、首都から、薬物、酸素、試薬類の供給が途絶える状況下でも継続された。活動を始めてから約一年で大学病院における新生児死亡率が半減した。新生児室の入院は増加し、産婦人科の患者は約二倍になり、私は周辺の住民の信頼を大学病院が回復してきたと感じた。このように当初は、Staff Néonatal として始まった会議が、産前、周産期ケア全体をカバーする活動に発展して、大学病院と州の行政との良い連携ができあがった。デイアボラナは、自身も参加して二〇〇一年に始めた Staff Néonatal が十八年後の二〇一九年に九十回目を迎えてなお続いている、今は病院長として参加しているということを私に知らせたかったのである。

「貧困と小児の健康」

しかしデイアボラナからの便りには、その続きがあった。

「今、私はむしろ〝Staff Pédiatrique〟小児科スタッフ会議を始めようとしています。何故なら生後一カ月から一五歳の子供は本当に大きな問題に曝されているからです」

教授資格を取得して、デイアボラナが首都でなくマジャンガに戻った本当の理由はそこにあったのである。マジャンガでは、その頃麻疹が流行して、子供たちは酷い状態でどんどん運ばれてきていた、もともと最貧困地域であるマジャンガが更に貧困になっているからだと書き添えてあった。貧困とは、食べられないことである。その影響はまず子供たちに栄養失調として現れる。栄養失調で免疫能の低くなっている幼児に感染症は襲いかかり、健全に発育していれば回復するような疾患でも死に至るようになる。以前、マジャンガ州のミッチンジョ地区のある村に住み込んで調査をしているカナダ人の人類学学生と会ったことがある。彼女によると、サッカラバ族は、男性優位であり、それが子供の食生活にも影響していると言う。まず男性が先に食事をして、子供は最後となるので、どうしても子供の食べる分は少なくなるからである。大学病院を「死ぬ病院」から「生きる病院」に変えるためには、妊産婦と新生児の死亡を減らしたStaff Néonatalだけではなく、Staff Pédiatriqueを始めなければならない。Staff Néonatalで救った新生児が、その後も健康に生きていけるように、病院と末端の医療施設、地域の保健行政がコミュニティと更に連携を強めなければならない。それが新院長のディアボラナの決意であった。

八　医療資源の乏しいアフリカの田舎の出産ケア

「鉄路のある風景」

アビジャンのプラトー地区の晴れた休日の午後、遠く潟湖の両岸を繋ぐ長大なアンリ・コナン＝ベディエ橋上空を、着陸態勢に入った国際便がゆっくり滑り下りてくるのが時折自宅の窓から見える。この長閑な風景に慣れると、この国の北部と西部の国境地帯が潜在的にテロの危険地帯であることも忘れてしまう。北部には、近年治安が悪化して、日本の外務省からも渡航中止勧告の出ているマリ共和国がある。一九二〇年にフランスに植民地化されるまで、この広大な地域は長い異なる王国の時代を繰り返してきた。そこではサハラ砂漠を越えて到来した異邦人が、マリの中央を流れるニジェール川に沿って交易していた。フランスは、

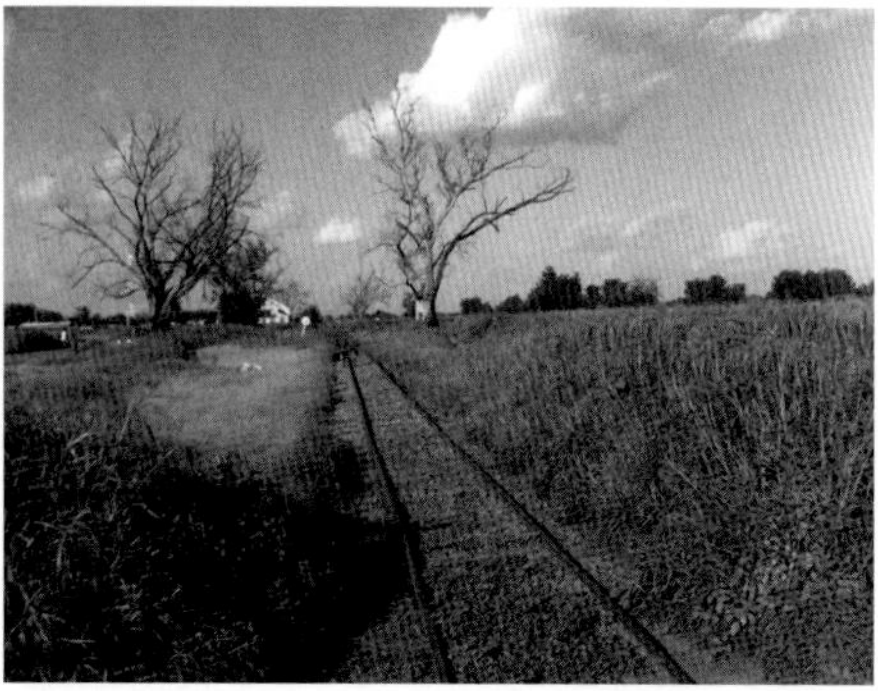

写真８　ダカール・ニジェール鉄道、セネガル共和国タンバクンダ州にてマリ方面を望む（2012年）

十九世紀にこのニジェール川とアフリカ最西端の港町ダカールを繋ぐ鉄道を建設した。ダカール・ニジェール鉄道である。マリの首都バマコから、この鉄道で西に向かうとセネガルの東端の州都タンバクンダに着くはずだ。二〇一二年九月のある午後、タンバクンダ州都からマリ国境側に車で四〇分程のコチャリ村に入る道を遮るダカール・ニジェール鉄道の踏切に私は立っていた。踏切といっても列車は週に一回通過するだけ、深閑として、遮るものが何もない草叢の真ん中に鉄路があり、空には入道雲がぽつんと浮かんでいた（**写真8**）。

「コチャリの風」

コチャリの集落の真ん中に保健ポストがある。コチャリの保健ポストには医師は配属されておらず、ポスト看護師長（ICP）である看護師が、副看護師長やマトロン（一定期間の研修を受けた無資格の出産介助をする人材）や事務員、コミュニティ・ヘルス・ワーカー（ASC）達と協力して、コチャリ周辺のいくつかの村の住民の健康を守っているのである。病気や怪我の治療、お産だけでなく乳幼児のワクチン接種や栄養失調児のケア、住民の予防教育の責任者がICPである。一度この保健ポストを訪れて、敷地の木陰のベンチにしばらく座ってみれば、コミュニティの人たちが、このポストをいかに大切にしているか感じられるだろう。生まれたばかりの赤ちゃんを抱いた女性が、出産の時に寄り添ってくれたマトロンと笑顔で話していたり、村の若者が外国から援助で送られた小麦粉をリヤカーで倉庫に運んだりしている。受付の壁の手書きのポスターには、スタッフ全員の名前と電話番号と写真や料金表が貼ってある。敷地に入ったところには住民に保健教育をするための建物が新築されて、その壁には「より人間的なケア」というスローガンとともにICPとスタッフと赤ちゃんを抱いた若い夫妻の絵が描かれている。

「再びPRESSMNについて」

この時、私たちがコチャリの保健ポストを訪れたのは、ICPのジャロ氏と会うためだった。コチャリの保健ポストは、セネガルの最貧困州の一つであるタンバクンダで生まれた、女性の尊厳を取り戻すことを目的とした「妊産婦・新生児継続ケア改善モデル」（PRESSMN）のパイロット施設の一つであった。タンバクンダ州においてジャロ氏は、PRESSMNの活動を最も推進している一人であった。PRESSMNは、人、物、金の極めて乏しいタンバクンダ州のような保健ポストでも、女性が満足できる出産ケアを提供したいという、タンバクンダ州の医務局長と母子保健担当官の助産師の願いから生まれた。当時は、タンバクンダ州の村の保健ポストに助産師が配置されることは稀だったので、無資格のマトロンがほとんどの出産を介助していた。ジャロ氏は日本の支援で医学的根拠に基づく出産ケアを学び、マトロンとチームを組んで、チーム全員で一人の女性の出産に向き合うことにした。しかし医療従事者が知識と技術を学ぶことができても、分娩室が不潔で、必要な薬剤や器材が準備されていなければ女性は安心して出産することはできない。PRESSMNでは、出産ケアが適切に提供されるために、保健ポストの環境や薬剤・器材の管理の仕方に日本発のマネージメント手法の「5S」を、活動の一つとして取り入れている。「5S」とは、日本語の整理、整頓、清掃、清潔、躾の五つの頭文字で、業務環境改善を通して生産物の質を、保健の場合は患者サービスの質や安全の改善を目指すものである。コチャリ保健ポストの受付に貼ってある手作りの料金表やスタッフの「可視化」は5S活動の一つである。ジャロ氏は、

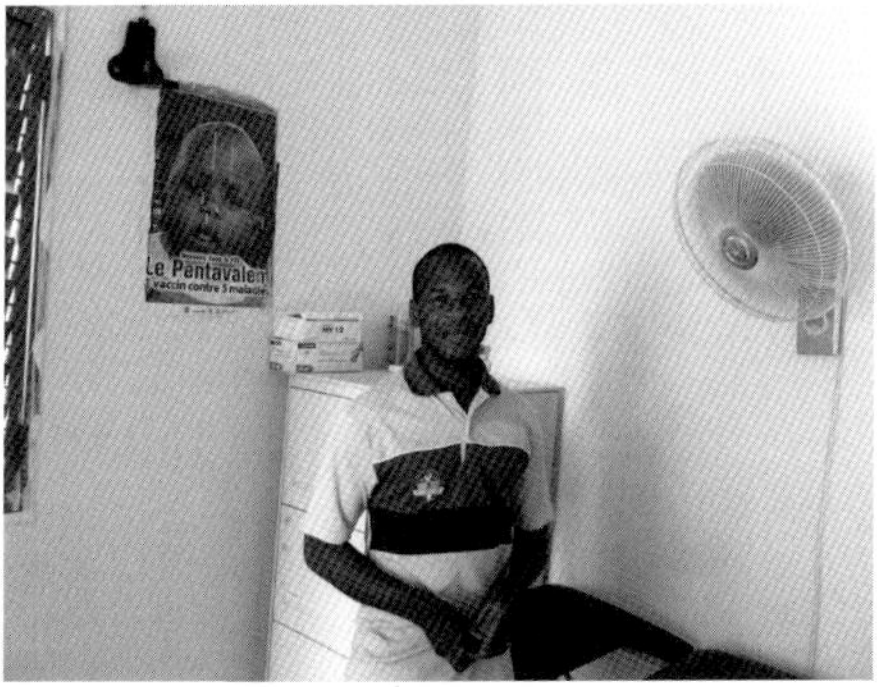

写真９　セネガル共和国タンバクンダ州コチャリ保健ポスト長のジャロ氏（2012年）

「５Ｓ」を始めてからは以前のようにマトロンが大声で産婦さんをどなったりすることが無くなったという。チームの一員として一人の尊厳ある女性をケアするという、気持ちの変化があったかもしれない（**写真９**）。

コチャリの保健ポストで出産ケアの質が向上したのは、ジャロ氏によってケアの技術が改善されてマトロンのチームワークが強化されただけでなく、分娩室が整備されたり、水道が引かれたり、また産前検診や予防教育のできる棟が改築されたからである。国の施設のために予算の乏しい保健ポストを支援して、コミュニティの女性組織が中心になって、女性が安全に尊厳を持って出産のできる施設にした。伝統的に、女性が自分の意志で医療機関に受診することができず、また出産は自宅であるという文化の地域なので、保健ポストで出産を経験した女性たちや女性組織が、保健ポストでの出産が安全で快適であることを住民に説明するようにもなった。このような出産ケアの改善のための包括的取り組みであるPRESSMNは、国の政策として現在セネガル全土に広がっている。

暑いタンバクンダ州、コチャリの敷地の木陰で涼んでいると、ダカール発バマコ行きの列車の音が遠くに聞こえるかもしれない。

九　妊産婦死亡を防ぐための作戦会議

雨季の始まり

浅い眠りの中、遠雷が聞こえたような気がした。朝、窓を開けてみると、どんよりとした空模様だが、少し冷ややかな空気が部屋に入ってきた。長く続いた乾季が終わりを告げて、雨季が始まったのかもしれない。フランス語で「雨季」は、la saison des pluies が一般的かもしれないが、西アフリカでは hivernage と表現することもある。hivernage という語には、hiver「冬」が入っていて、「冬籠り」とか「越冬」が本来の意味だ。熱帯に住んでみると、熱帯の雨季を hivernage と表現する感覚もなるほど実感できる。厳しい暑さの最中、突然訪れる激しい雨、気温はすっと下がり、空気はひんやりとする、この感覚である。もしかすると、「梅雨」という言葉に日本人が心の奥で感じる、湿り気のある暑さの中にある、日本家屋の廊下の隅のほんの少しの冷たさのような感覚に通じるものかもしれない。雨季は、洪水で多くの人が家を失って被災民となり、蚊も蝿も増えて、マラリアやコレラの罹患者が増えるし、食べ物や人の行き来が不自由になる。ワクチンや薬を医療施設に運ぶことも容易でなくなる。急に異常を感じた妊産婦は医療施設に辿りつくのが難しくなる季節でもある。

Grand Staff：妊産婦死亡レビュー会議

毎月第一金曜日は、アビジャンのココディ大学病院の大会議室でGrand Staffがある。Grand Staffは通称で、ココディ大学病院がカバーする地域の病院や診療所で前月に亡くなった妊産婦全例の症例検討会である。この地域に勤務する医師、助産師、看護師、病院管理者と行政関係者が一〇〇名ほど参加する大きな会議だ。妊産婦死亡率が他のアフリカ諸国に比べても高いコートジボワールにおいて、Grand Staffは一人でも妊産婦の死亡を減らそうとする政策の最前線の作戦会議とも言えるのである。今月のGrand Staffの議長は、同大学産婦人科部長で国の産婦人科医会会長でもあるセルジュだ。会議中セルジュは何度もDécès maternels évitablesすなわち防ぐことができる（た）妊産婦死亡という言葉を使った。

妊産婦死亡を防ぐために解決すべき課題として「三つの遅れ」がある。第一は、女性や家族が異常に気づいて治療を受けようと判断するまでの遅れ、第二は緊急産科ケアが受けられる医療機関にたどり着くまでの遅れ、第三は医療機関で、女性が適切かつ十分な治療を受けるまでの遅れ、である。会議では、一例一例どの遅れが原因だったのかを検証する。三十一歳のエミリーは激しい痛みで十八時に最寄りの診療所を受診、二十一時に手術のできるアボボ南病院に搬送（タクシー）されたが、夜間は医師の当直が無いために、そのまま大学病院に転送された。子宮破裂の診断で緊急手術されるも、二十二時二十五分に死亡。二十六歳のクリスタルは、突然の出血のためにタクシーで朝四時に診療所に到着、すぐに大学病院に転送されて二十分後には到着、しかし手術開始が三時間後の七時、手術中に出血性ショックのために死亡。この日十人の女性の死亡例（胎児を含めるとその倍）が検証されたが、全例とも死亡を防ぐことができたと判断された。エミリーは何故最寄りの診療所で三時間過ごさなければならなかったのか、アボボ南病院に夜間当直医がいないことは、事前にわからなかったのか。クリスタルは大学病院に到着してからも大量出血があるにも関わらず何故手術開始まで三時間必要だったか、到着時の判断と一次処置は適切だったたか。その他大学病院に搬送されて、脳内出血で死亡した女性は、産前検診で妊娠高血圧症候群であることがわかっていなかったことが指摘された。産前検診を受け持った診療所の助産師は、予算が不足して診療所に血圧計が無かったと報告した。

このように、会議で検討された妊産婦死亡のほとんどが、第二の遅れと、緊急産科のできる大学病院において、適切な判断や輸血、手術などが適時にできない第三の遅れが原因だということがわかる。では第一の遅れは無かったのだろうか。都会で診療所も多くて、タクシーなどの交通機関もあるので、女性や家族が異常に気づいて最寄りの医療機関を受診するまでの第一の遅れはアビジャンでは無いようにみえる。しかしGrand staffで検討した症例はとにかく医療施設に到着した女性についてだけである。コートジボワールでは、貧困な家庭ほど自宅出産率が高くなり、産前検診受診率は低くなるという報告がある。妊婦は最寄りの医療機関で適切な産前検診を数回受けることで妊娠期を安全に過ごすことができ、お産の危険を予知することができるが、公的医療機関に受診できない女性も数多くいるという背景を忘れることはできない。

すなわち、アビジャンのような大都会でも、貧困層の女性の医療施設へのアクセスの問題、女性が診療所や病院で最初に会うことになる助産師のコンピテンシーと、助産師と専門医との施設内または施設間でのコミュニケーションの問題、輸血や薬物が適時に使えるような医療機関の管理能力の問題と、このような状況全体を地域の保健行政が支援するような仕組みが乏しいことがわかる。セルジュは参加者に向かってこう言った。この地域の妊産婦死亡を防ぐのは私たち自身だ。Grand staff は報告会で終わってはだめだ、今月亡くなった女性一人ひとりの死亡原因が特定されているので、全員が問題解決手段を考えて、その手段を今月実行して一人でも妊産婦も死なせないようにしようと。

十　開発援助が必要な人たちに届くには政治と行政の汚職

アフリカの開発援助には深い闇がある。よい政策を実施するために二カ国間協力や国連の援助機関がアフリカ諸国の政府に膨大な資金をいくら注ぎ込んでも、必要な人に届かないことがある。アフリカの政治や行政の、ありとあらゆるところに、汚職という陥穽（かんせい）が口を開けているからである。

自分がもし開発援助の関係者で、そんな無力感に陥った時は、二〇一九年度ノーベル経済学賞を受賞した開発経済学者三名のうちの二人、アビジット・V・バナジーとエステル・デュフロの著作『貧乏人の経済学』（みすず書房、二〇一二）を思い出してみるとよい。著者たちは、その中で政治や行政の不正などの「大きな問題」には、必ずしも社会変革などの「大きな答え」が必要というわけではなく、末端の現場の小さな変化を積み重ねがあれば、時には静かな革命だって起こるのだと述べている。

その事例の一つとして、ウガンダの教育行政の汚職問題を挙げている。ウガンダで「学校の維持管理や教科書購入などのための政府補助金が、地区の役人の汚職のために届くべき学校に届いていなかった」という調査結果が発表されると、国民の怒りの声が起こり、財務省はその後、全国紙に毎月それぞれの地区にいくら送金したかを発表するようになった。しばらくしてふたたび同様の調査をしてみると、学校に届く資金が増えたのだそうだ。この例は、下からの声で地区の役人が汚職をやめるなどの小さな変化が起こり、そこから大きな変革のうねりになることもありうることを示している。ここで注意したいのは、下からの声は「調査結果」という情報が住民に公表されたことがきっかけになっていることである。

保健人材管理政策と政治

二〇一九年十月、アビジャンから空路三時間弱、西アフリカ最西端の街、セネガルのダカールに旅をした。日本も支援している仏語圏アフリカ諸国の保健人材管理の担当官のネットワーク会議に出席するためだ。「保健人材管理」、少しイヤな語感ではある。日本でも、地方都市では産婦人科医や小児科医が不足して、周産期医療が立ち行かなくなった、という話を聞くことがある。このように日本においても見られるような、地方に医師や看護師の数が不足して、人材や資源が首都や都会に集中してしまう傾向は、アフリカ諸国ではより一層顕著になっている。このような背景で、「保健人材管理」とは、国の保健人材の正確な状況を把握し、必要な数の保健人材を養成して、適正に配置すること。また、配置された人材がある一定の年月は定着するという仕組み全体を意味している。

この仏語圏アフリカ十三カ国の保健省保健人材管理担当者のネットワークは、二〇一〇年から続いているが、継続を願う参加者たちの並々ならぬ熱意の背景には、アフリカの特殊事情があると感じる。それは、情報に基づく適切な保健人材管理をしたいという行政官の意向と、人材配置を政治的な手段に使いたいという為政者の意向とのギャップ、言い換えると、人材管理に透明性を確保したいという担当官と、不都合なことは隠したいという政治家との難しい関係である。

アフリカ諸国の公的医療機関のポストの任命権は、保健大臣や州知事などの為政者にある。保健人材管理担当官のネットワークは、各国の政策実施の好事例を蓄積することで、政治家に対して有効にアドボカシー（政治的・経済的・社会的なシステムや制度における決定

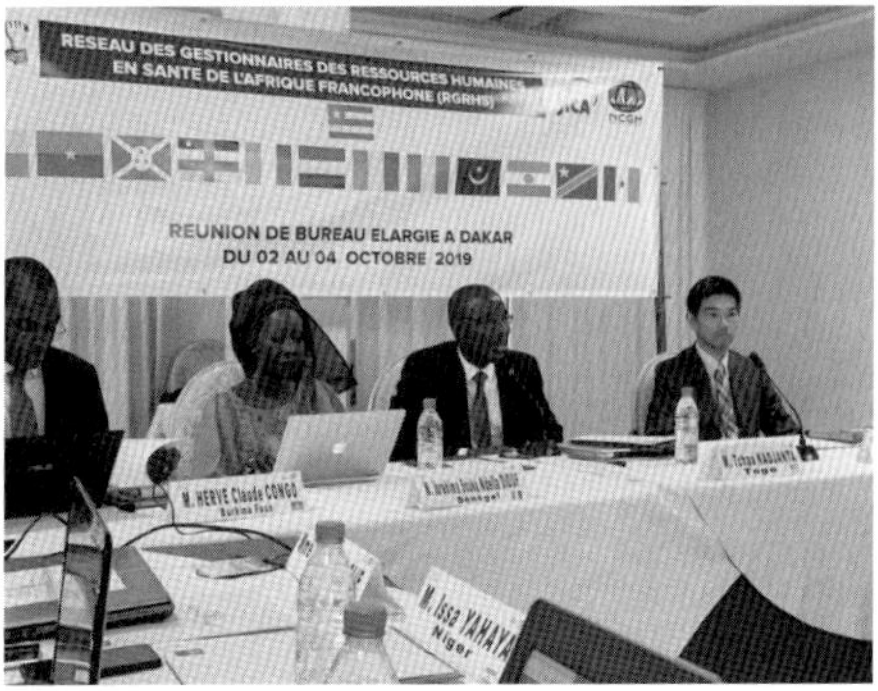
RESEAU DES GESTIONNAIRES DES RESSOURCES HUMAINES
EN SANTE DE L'AFRIQUE FRANCOPHONE (RGRHS)
REUNION DE BUREAU ELARGIE A DAKAR
DU 02 AU 04 OCTOBRE 2019
M. HERVE Claude CONGO
Burkina Faso
M. Issa YAHAYA
Niger

写真 10　JICAと国立国際医療研究センターが支援する仏語圏アフリカ保健人材管理者ネットワーク会議、トーゴーの保健人材局長カジャンガタ氏が議長（ダカール、2019年）

に影響を与えるような代弁や指示）ができるようになってきた。適切な情報に基づく人材管理政策への、政治家たちの理解を促すこともできるようになったという感触もつかんできたのである。権力を持つ政治に対し、各国の政策担当者が連帯するという形もできあがってきたと感じた。これも「大きな答え」ではないが、もしかすると、人材管理を政治の道具として使うというこれまでのアフリカの文化を、大きく変えるための「小さな変化」といえるのではないだろうか（**写真10**）。

政策が住民に届くために必要なこと

このように行政が地域の現状を考慮した適切な政策を立案したとしても、その実施には政治の最終決定が必要である。コートジボワールの妊産婦死亡率低下のための政策を例にとれば、その社会・文化的要因の関与の大きさを考えると、地域特有の問題の把握のための現状分析や政策作成の過程から、地域の市民社会の意思、とくに当事者である女性の声が地域や中央の政治に阻まれることなく、政策に反映されることがまず必要である。

セネガルでは地域のゴッドマザーという意味のBajenu Goxと呼ばれる、コミュニティの女性組織が、地域の女性の地位向上を支援して、女性たちの意思を行政に伝えている。市民社会の育成と住民参加という仕組みづくりが、地域の部族や有力者、多額の資金援助をするパートナーによる影響力を極力排除して、問題解決のための政策立案と実施を実現するための重要なステップなのである。上述の『貧乏人の経済学』において著者は、専門家（私も含まれるであろう）や援助関係者、あるいは地元政策立案者の「三つのI」が、貧しい人を助けるはずの多くの努力をむしばんでいるという。こうであるはずとの思い込み（Idéologie イデオロギー）や、現場の状況を知らず（Ignorance 無知）、間違ったことを続ける（Inertia 惰性）……この「三つのI」の一つひとつに気をつけることで、下からの小さな変化を増やすことができるのかもしれない。

十一　「女性に敬意を払った出産ケア」の拡がり

パリからアビジャンに向かう便は、午後の陽光に眩い地中海をあっという間に越えてから、サハラ砂漠を真っ直ぐ南下してゆく。飛行機の窓から延々と連なる砂漠は、意外にも均一的な外観でなく、自然の織り成す砂の幾何学模様を機上からも楽しませてくれる。ある日、機上の食後に少しうとうとしながら窓の外を眺めると、真昼の砂漠の起伏に大小様々な黒い水溜まりがあるのを見つけた。ブラジルの東北部では、雨季になると荒涼たる砂漠に忽然と池が出現し、不思議なことにその水に魚が生息するということを聞いたことがある。しかし目を凝らしてよく見ると、黒い水溜まりと見えたのは、浮かんでいる雲が砂漠に影を落としているのだった。サハラ砂漠を低空飛行していたサン＝テグジュペリも、こんな景色を見たのかもしれない、とふと思ったのである。このサハラ砂漠より北がマグレブ諸国、南が文字通りサブサハラ・アフリカ諸国、私がこれまで働いて来た国々は全てこのサブサハラ地域にある。

サブサハラにおける妊産婦ケアの現状

二〇一九年十月の末、ダカールで世界保健機関（ＷＨＯ）、国連児童基金（ＵＮＩＣＥＦ）、国連人口基金（ＵＮＦＰＡ）などが主催する、妊産婦、新生児ケアの経験について共有をする国際会議が開催され、サブサハラ・アフリカ地域の二十一カ国から行政官、医療従事者、ＮＧＯ関係者、研究者らが招かれて、忌憚ない意見交換がされた。私は、コートジボワール国チームのオブザーバーとして参加した。この会議の主題は、まさにこれまで書いてきた「出産現場における女性に対する尊厳あるケア」についてであった。

出産に限らず、医療の現場における医療従事者による患者に対する虐待（言葉や身体的暴力行使）については、九〇年代ごろから報告があり、虐待の対象は特に貧困層に多いことがわかっていた。このような状況を受けて、ＷＨＯは二〇〇〇年の世界保健報告において、保健システムが機能するということは、寿命が延びる、死亡率が下がるなどの健康指標が改善することだけでなく、医療現場で医療従事者が患者に対して患者の意思を尊重して振る舞うということが、重要な成果の一つであるとして「期待への対応」（英語：responsiveness、仏語：réactivité）という概念を付け加えた。しかし出産の現場における「期待への対応」への具体的なアクションについては、二〇一一年にＷＲＡ（White Ribbon Alliance）による「女性に対する敬意を払った陣痛時と出産時のケア（ＲＭＣ）」に関する憲章が発表され、二〇一四年ＷＨＯによるＲＭＣのための提言がされるまで、世界的潮流として認識されることはなかった。この会議では、保健施設において出産する女性がどのように扱われているか、多国間調査の結果が共有された。質的調査で得られた女性の生の声を分析したところ、出産時の女性に対する肉体的虐待は出産の最終段階三十分に起こっていることや、女性の合意の無い内診は半数以上に上り、またこのような虐待はより弱者である貧困、若年の女性、教育の低い女性に対してされる傾向にあることがわかったのである。一方、助産師の声、助産師の現実についても報告がされて、アフリカの助産師の職場でのジェンダー差別の現実や、バーンアウトの多いことが共有され、多くの助産師が患者や家族からのハラスメントを受けたり、遠隔地の医療施設で、安全面に不安があり、暴力や生命の恐れを持ちながらも業務を続けていることがわかった。このような状況に対して、WHOは標準的な対処方法を早急に示すことになっている。

マダガスカルとセネガルのケアの経験から

その国際会議の会場で懐かしい人たちと再会した。まず二〇〇〇年にマダガスカルのマジャンガ大学病院の小児科医ディアボラナと一緒に「Staff Néonatal：新生児スタッフ会議」を立ちあげた産婦人科医ピエラナだった。当時若手だった彼も、今は退官を次の年に控えて、マダガスカルの産婦人科医会の会長も務めていた。かつてピエラナが中心になって、日本の専門家たちと作り上げた「人間的出産ケア」の活動は、日本の支援が終了した後も継続して

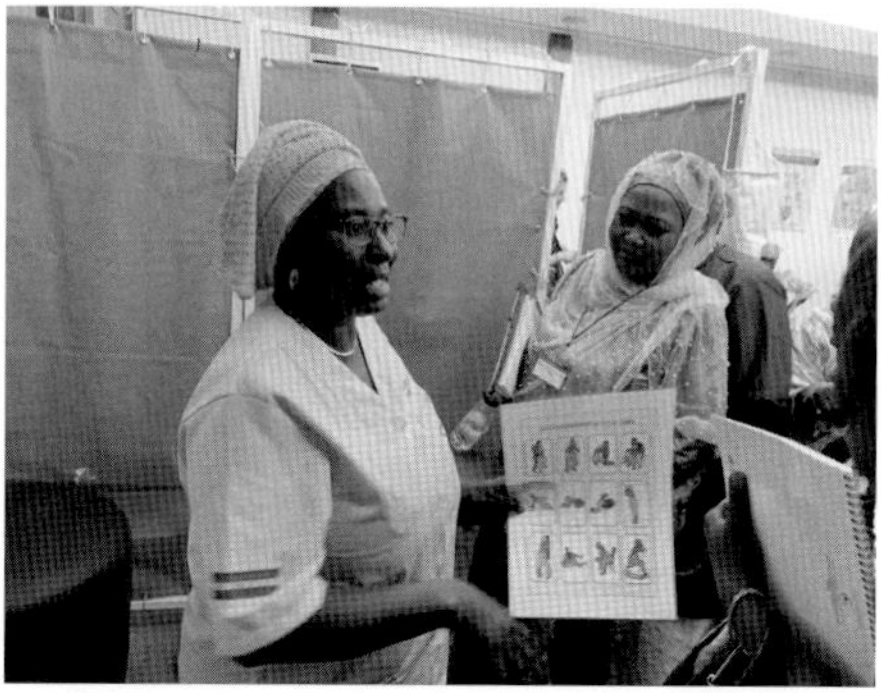

写真 11　セネガルで行っている「人間的出産ケア」について会議参加者に説明する保健省母子保健局の担当官セニー・コンテ助産師（ダカール、2019 年）

おり、国内外から研修員を受け入れるようにまでなっていた。会議では、豊富な知見を基に具体的なコメントをしていた。マダガスカルの人の顔立ちはアジア人に似ている。休み時間に二人でいると、他の参加者から韓国か日本のミッションかと声をかけられることもあった。

会議の開催地セネガルも私のかつて赴任していた国である。セネガルでは、マダガスカルの経験から学んで、「根拠に基づく人間的出産ケア」のモデルを独自に開発して、今は国の政策として全国で実施するようになったことはすでに書いた。この活動の原動力となっている助産師の行政官たちが何人も参加していて、その中にはアビジャンに来てくれて、コートジボワールの助産師など出産ケアの関係者にセネガルのモデルを紹介してくれたアダマもいた。アダマは、会場に「人間的出産ケア」の実技スペースを設営したから見て欲しいと、私に言った。WHOの調査が示すように、出産現場における女性に対する医療従事者による虐待は、残念ながらサブサハラ諸国の共通の問題であった。しかしマダガスカルやセネガルが「出産現場における女性に対する尊厳あるケア」をどのように実践してきたか、その方法や実施するための体制や人づくりについてのノウハウ、savoir faireが、これからサブサハラ地域に静かに拡がっていくような、そんな未来が見えたような会議であった（**写真11**）。

十二　人道的アクション——無名のデニ・ムクウェゲたち

二〇一九年の八月、カナダのモントリオール大学構内で、「保健システム分析のためのラテン語系学会Association Latine pour l' Analyse des Systèmes de Santé」という、英語主流の現代にはちょっと風変わりな学会があった。学会の公式言語はフランス語、イタリア語、ポルトガル語、スペイン語とラテン語。発表は、公式言語の一つで行うが、スライドやハンドアウトなどは別の公式言語を使用することになっていた。私はフランス語で口演をして、スライド資料はポルトガル語にした。ところが質問はメキシコの参加者から容赦無くスペイン語でされてしまい、議長の助けを借りながらフランス語で答えたのである。

学会は、中南米や欧州、そしてアフリカのラテン語系諸国の行政官や研究者が、自国の保健システムについて自分の言語で情報交換をする場所となっていた。あえて英語を締め出す意味があるかどうかはわからないが、ブラジルの保健行政改革に日本のＫＡＩＺＥＮを導入したことや、カナダのケベック州の先住民の健康問題に対する州保健行政の取り組みなど、ふだんは耳にすることがほとんどない話題に触れることができたのである。この学会を主催したモントリオール大学公衆衛生校の校舎の壁に、同校の歴代の名誉博士号取得者の記念プレートを見つけた。その中には、以前私が赴任していた国であるコンゴ民主共和国の東部紛争地域で、不当な性暴力被害にあった女性たちを救済してきた活動に対して二〇一八年度のノーベル平和賞が授与された、コンゴ人医師デニ・ムクウェゲ氏の名前もあった。

人道的アクションとアドボカシー

ムクウェゲ医師は、自分の病院に訪れる、その地域に頻発する非政府軍、時には政府軍による不当な暴力によって「傷ついた」女性たちのケアに長年たずさわってこられた。その献身的な活動は、介入や統治を「する側」の国や国際機関やＮＧＯではなく、「される側」の国の一人の医師による自発的な人道的アクションとして世界に知られるようになった。国連難民高等弁務官事務所（ＵＮＨＣＲ）コンゴ東部のゴマ元所長で、「コンゴの性暴力と紛争を考える会」代表の米川正子氏は、ムクウェゲ氏は被害を受けた女性のケアだけでなく、活動の時間の二十五パーセントを「アドボカシー：仏語 plaidoyer」に費やし、女性の人権の尊重を訴え、特に紛争下の性暴力を止めるために世界各地を回っている、としている。このようなアドボカシーは、彼の人道アクションに対する支援者を増やすだけでなく、コンゴ東部の紛争の現状と、その原因がレアメタルに代表される同地域の豊富な資源を巡る利権構造にあり、その利権を維持するために女性への暴力が意図的に行われていること、つまり女性たちの苦しみは社会的な構造によるものだということを、世界に知らせることとなった。

真意問われる〝人道〟

フランスの出版社 Seuil の「わが子に語る」シリーズは、「愛」「人種差別」「移民」「神」などについて親から子に真っ直ぐに語りかけるもので、哲学を大事にするフランスの風土を感じることができる。この叢書に、*L' Humanitaire expliqué à mes enfants*（『子どもたちと話す 人道援助ってなに？』山本淑子訳　現代企画室）がある。著者はジャッキー・マムー小児科医で、一九九六年から二〇〇〇年まで「世界の医療団 Médecin du Monde」の代表であった。この本をパリの書店で見かけたのは二〇〇一年六月のことだった。その後、米国で九・一一があり、アフガニスタンで、イランで、そして世界中で、「多くの人々の意思に反して」戦争が続くことになったのである。本書は、「人々が救われること、それが人道的アクションの主要目的である。しかし人道的アクションは、国家によって徐々に外交政策として利用されるようになっている。誰もが知る悲劇に国はいつまでも無関心ではないという印象を与えるためにしているのだ」と語りかける。また「今、誰もが人道援助をしたがっている、国家、軍隊、私企業までも。こういった新しい参加者は、ある種の混乱を生んでいる。彼らの動機は、非利益というわけではないからだ」とも。「利益」を目的とせずに、苦しんでいる弱い人々を救済することこそが「人道的アクション」であり、ムクウェゲ氏の活動は正に人道的アクションと言えるのである。

無名のデニ・ムクウェゲたち

先進国の国際機関やNGOなどにいまだに強く依存しているアフリカでは、ムクウェゲ医師のように、彼ら自身による、政府から独立した「人道的アクション」は極めて稀な例かもしれない。それでも、ムクウェゲ医師の行為に匹敵するような医師や看護師、研究者そして保健行政官に、私は数多く出会ってきたと思う。

私は、例えばマダガスカル島の北西部の内陸地のマエバタナからさらに二時間、深い川を二つ横切ってやっと辿りつける奥地のアンバラジアという村の保健ポストに、二十年近く勤務していた準看護師のドウニーズを知っている。住民や村の伝統産婆から信頼される笑顔の優しい彼女は、村の長老が隠然たる権力で若年の女性たちを性的・暴力的に支配する中、自分にも及ぶ暴力の危機に耐えながら日々静かに闘ってきた。彼女はその後、州都の医務局に転勤となり、州のリプロダクティブ・ヘルスの責任者となった。前に紹介したマジャンガ大学病院長であったモニックという女性は、長年地方の感染症対策に携わっており、アクセス困難な地域でのスーパーヴィジョンには、胸まで水に浸かりながら赴いたこともあったと話している。一九七六年にエボラ患者を最初に診察して検体をヨーロッパに送ったコンゴのウイルス研究者ムイエンベ医師、九〇年代のコンゴ東部の政変で孤立した街で最後まで住民の健康を守った保健行政官ミアカラ医師からは、草を食べながら何日もかけて徒歩で首都まで戻ったと聞いた。アフリカには、このように無数の、無名のムクウェゲ氏が、今日もどこかで世界から顧みられない仕事をしているかもしれない。

十三　アフリカへの長い旅の終わりに

二〇二〇年一月、クリスマス休暇を終えてアビジャンに帰ってみると、西アフリカの貿易風、ハルマッタン（Harmattan）の季節だった。街も潟湖（ラギューン）も空も、サハラ砂漠からハルマッタンの風で運ばれる細かい砂の粒子で満たされて、太陽光が乱反射するせいか幻想的な風景である。直射日光が衰えて、気温が低くなるのは助かるのだが、窓を締め切っていても床をうっすらと砂が覆っている。花粉症の私は、アフリカでもハルマッタンの時期は涙や鼻汁が止まらなくなる。子供の呼吸器疾患や髄膜炎の流行する時期でもある。このアフリカの風、ハルマッタンの名前を冠した書店（Libraries l' Harmattan）がパリにある。アフリカ関係の書籍の充実した専門店で、仏語圏アフリカの作家や研究者の出版も手がけているので、パリに寄る時は散歩がてら足を運ぶことにしていた。

二〇二〇年一月最初のコートジボワールの保健大臣官房の定例会議で、中国から広がっている新興感染症が発現したことが話題となり、直ぐに空港などの水際対策をエボラ並みに引き上げることになった。その後一月三十日には世界保健機関（ＷＨＯ）がこの新型コロナウイルス感染に対し、「国際的に懸念される公衆衛生上の緊急事態」（Public Health Emergency of International Concern：PHEIC）を宣言したので、コートジボワールも国レベルの対策を加速し始めた。私にはエボラのパンデミックなどの感染症の危機の数々を経験していて、その度に予防体制の刷新を繰り返してきた保健省は、さほど浮き足だっているようには見えなかった。新型コロナウイルス感染対策の国レベルの会議が発足して、グローバル・スタンダードの対策のためにＷＨＯの支援で必要な人材研修も始まっていた。同年三月、ＪＩＣＡはまず高齢の派遣専門家から避難帰国させることを決定し、私は急遽帰国することになった。その後二〇二一年三月までの一年間は日本からリモートで専門家業務を続けた後、私はコートジボワール保健省大臣官房顧問の任期を終えた。その時私は、私のグローバルヘルス専門家としてのキャリアにも終止符を打ったのである。

第三章　アフリカにおける病院サービスの質改善の挑戦　―日本型マネージメント5S-Kaizenをアフリカの病院変革に適応して

二〇〇七年九月末のある日、ダカールのレストランでのこと、私はセネガル国保健省に同時期にフランスから派遣されていたフローリー医師と昼食を共にしていた。私のセネガルでの任期終了が近いのでお別れ会をしてくださったのだ。二〇〇〇年代、フランスは西アフリカ全域で病院管理改善の大きなプログラムを実施していた。そのため西アフリカでは異なる国のどこの病院に行っても、同様の組織で同様の管理ツールが導入されており、病院運営管理の標準化という大きな成果を挙げていた。フローリー氏はこのプログラムに長年関わってきたのだが、プログラムではどうしても変わらなかったことがあるという。このプログラムを終えて対象病院の多国間評価調査をしてみると、どこの国においても診療を受けるまでの長い待ち時間や、医療従事者の知り合いや土地の有力者や金持ちを優先的に診療したり、患者に診療費以外の謝礼を強要したりするなどという旧来の文化は変えることができなかった。それぞれの国に赴いて、その国の行政や大学、医療従事者の代表者たちに、このような保健医療サービスの現状を共有すると、どの国においても参加者から啜り泣きが聞こえ、絶対に改善しなければいけないという話になるのだが、大抵はそれで終わりだ、その後に何も起こらないとフローリー氏はため息をつく。しかし、あのスリランカの病院の5Sによる病院経営改革の事例は、もしかするとアフリカの病院の文化も変えることができるかもしれないね、と彼は言うのである。JICAの研修でスリランカを訪れて、5Sという日本発のマネージメント手法で病院運営を変革した現場を視察したセネガルの病院行政と病院長たちの帰国後報告会が先日保健省で行われ、フローリー氏も参加していたのだ。フランスの病院改革プログラムにも5Sの導入が推奨されているが、それはただ診療室のスペース確保のためのツールと一行記載されてあるだけだった。しかしスリランカの例では、5Sはまず従事者のモチベーションを上げて、やる気を出させるように感じた、そこに期待をしたいとフローリー氏は言うのである。その後私は、この日本発のマネージメント手法である5S-Kaizen-TQMを病院運営管理に取り入れて、自国の実情に合わせてその適応方法を変えながら成果をあげていたスリランカの病院の方法が、アフリカ諸国の多くの病院に定着して、またそれぞれの国や地域の実情に即して変化しながら拡がってゆくのを二〇〇七年から現在まで見ることになる。本章ではその経験の一部をたどってみることにする。

一　資源の乏しい開発途上国における日本型マネージメントによる保健サービスの質改善の挑戦 ―アフリカの保健施設における公平なサービス提供のために

人々が命を守るための保健サービスを公平に享受できないということ

日本人にとって、そしてほとんどの先進国に住む人々にとって「保健サービス」は基本的に誰にでも享受できるものであり、そうあるべきものと考えられている。しかしアフリカの多くの国では、ミレニアム開発目標達成のための世界的な努力と莫大な投資で、富裕層は先進国並みの保健サービスが享受できるようになったにも関わらず、同じ国民の貧困層へのカバー率が低く、この純然たる格差は多くの開発途上国で共通の問題になっている。

命を守るための保健サービスは、保健システムによって人々のもとに届けられる

保健システムとは、大雑把に言えば医師、看護師などの保健医療人材、薬剤や財源などの資源を用いて、人々に保健サービスを届ける仕組みであり、その仕組みを支える様々な制度

を行政や保健施設が管理することにより成り立っている。保健人材や財源、保健施設の乏しい開発途上国では、保健システムのパフォーマンスが低くなり、そのために妊産婦死亡率や乳幼児死亡率が高くなってしまうのである。保健サービスに人々がアクセスできない理由は、保健施設がそもそも住んでいる場所の近くに無いこと（距離的なアクセス）、保健施設に辿り着いたとしても薬代や治療費などの医療費を支払うことができないこと（財政的なアクセス）があり、このような問題の解決には適正な保健施設整備とそれに伴う保健人材の配置、そして医療資源の供給や住民の収入に応じた医療費支払いの整備などを進める必要がある。

保健システムは保健サービスを人々に届けるだけでなく、サービスを受ける側の人々の個人の尊厳を保つことが、その成果の一つとして求められている

しかしこのような保健サービスのアクセスの善し悪しやカバー率という数字では表わすことのできないこととして、保健サービスの現場で起こっている医療従事者が人々を不公平に扱っている状況も重要な問題となっている。たとえば病院にやっと辿り着いた人たちが何時間も待たされ、権力者や富裕者または医療従事者と縁故関係にある者が優先的にサービスを受けることができたり、サービスを受ける側が医療従事者から暴言を浴びせられたり、暴力を受けるということが起こったりしていることは、開発途上国だけでなく先進国においても

観察されていることである。このように保健サービスの現場で保健サービスを受ける側の個人の尊厳や自主性を保つことを、保健システムの成果の一つとして世界保健機関は定義しており、「期待への対応」と呼んでいる（**文献19**）。「期待への対応」は人々の期待に保健サービスが応えているかどうかという、いわば「医学的でない」保健システムの要素であり、WHOはとりわけ貧困者がこの不利益の対象となっているとしている。

「公平」とは「自分たちがされたいと思うことを、他者に対しても同様にすること」

「期待への対応」を実現するのは技術的な問題ではなく、サービスの受け手の期待にサービスの提供者がどのように応えるかという、むしろサービス提供者の心のあり様が問題となるのではないだろうか。サービス提供者がサービスを受ける側を公平にみなして行動する基本として、「公平性」の意味する「自分たちがそのようにされたいと思うことを、他者に対しても同様にすること」ことが求められる。このように「公平」とは倫理的な意味合いの濃い概念で、「保健サービスが公平に提供される」ということは、サービスの利用において不公平を蒙っている人々の側にその認識がなければこの問題は生じないし、同時に保健サービスを提供する行政や医療従事者が不公平を蒙っている側にいる者たちの気持ちに「思い遣る」ことができなければ、この問題はいつまでも明るみに出ない。

人や物の足りないアフリカの保健行政官や医療従事者にとりついている諦念とシニシズム

アフリカの病院を訪問してみると、病院全体に蔓延している不潔さや、時に患者をないがしろにする医療従事者の態度に直面することがある。そういう状況について現場の保健医療従事者からは、人が足りない、機材も不足している、そんな中で自分は最善を尽くしている、政府の姿勢が問題だなどとの声を聞くことが多い。しかし開発途上国の保健施設で提供されるサービスは、保健資源が不足しているからという理由で劣悪なものであっていいのだろうかと問いかけてみると、そうであってはならないと答えるのである。

アフリカのように保健資源の乏しい条件でも保健サービスの質は保つことができる

アフリカの保健行政官や公立病院で働く医療従事者全てが、人々の期待に応えるような質のサービスの実現を諦めているわけではないし、保健サービスが患者を中心にするよう努力することは重要な政策になっている。私が赴任した二〇〇八年頃のコンゴ民主共和国は、長年の内戦から国そのものが崩壊した脆弱国家だが、少しずつ復興の兆しがあった。首都のある公立保健ポスト（一次医療施設）では、産前検診の待ち時間に業務の合間を見て助産師たちが血圧を測定するという工夫をしていた（**写真12**）。検診を待っている女性たちは地べたではなく椅子に座っており、待ち時間にケアをされているという満足感は彼女たちのおだやか

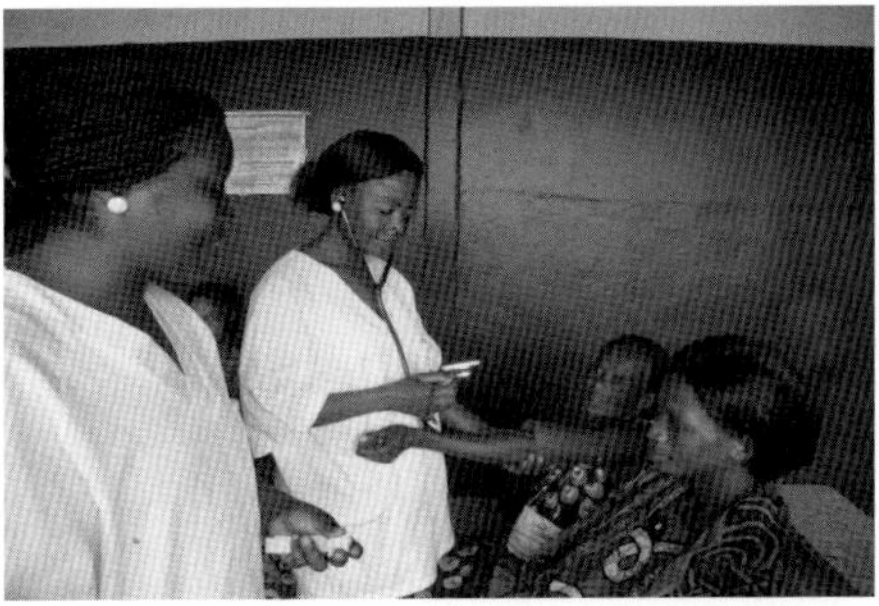

写真 12　産前検診の待ち時間に血圧測定をする助産師たち。コンゴ民主共和国のある保健ポストにて。

な表情からも推察できる。何よりケアを提供する助産師の笑顔は印象的だ。このように人、モノ、金の乏しい状況で、ケアを提供する側の心のありようをポジティブに保つことは容易ではないが、それが不可能ではないことをこの保健ポストの事例は示している。このように保健サービスが公平に提供されるためには、フロントラインで働く保健医療従事者の態度や心の持ちようが変わる必要があり、そのためには病院長だけでなく政府の保健行政官が、今ある資源を活用してサービスの質を改善しようという意志とリーダーシップを発揮する必要があるが、これまでそれらのことを日常的にアフリカの行政や病院で実現するための実施可能な方法が提示されてこなかった。

サービス質改善への総合的品質管理（TQM）の応用

独立行政法人国際協力機構（JICA）は二〇〇七年から、アフリカの保健施設に日本型マネージメントである総合的品質管理（TQM）を導入することで、保健サービスの質を改善しようという挑戦を始めた。TQMは日本の産業界が生み出したマネージメント手法で、一般に顧客の満足と組織のメンバーの利益を通して、組織のメンバー全員参加で長期間の成功を目指すと定義されている。5S（整理、整頓、清掃、清潔、躾による業務環境改善）、Kaizen（継続的質改善）から成るシステム・アプローチを取り、リーダーのコミットメントと「現場」とトップの相互の意見交換の実現から、組織改革、組織風土の改革を実現する手法である。TQMは、日本の病院でも多く活用されているが、実はアフリカ諸国のように資源の乏しい条件下では先進国と同様なTQMを即座に開始することは難しいといわれている。それはアフリカ諸国と同様に資源の乏しいスリランカの公立病院でTQMを保健領域に適応した成功例が示している。すなわち、先進国の病院においてはTQMの構成要素である5SとKaizen（業務改善）を同時に導入することは可能だが、開発途上国の場合、5Sをまず導入して成果を確認した上で徐々にKaizenを始めるという段階的方法が成功の秘訣であるということである。その理由は、5Sによる業務環境改善には多額な予算は必要無い、5

S導入から短期間（三カ月ほど）で目覚ましい成果が出るので現場の従業員の士気が上がり、全員参加の日常的な業務という精神と習慣が組織に根付くことがあげられる。開発途上国でこそ、予算や資機材が必要となる院内感染対策や臨床検査数の増加活動を目的とするようなKaizenは、5Sが導入されて、不足している資源の評価や現場の従業員の業務改善への対応が可能な状況を作りだす必要がある。「質」の実現に近道は無いと言われている。まずリーダーシップ、それから5Sによる業務環境改善という段階を経て、ようやくKaizenへと至ることができるというのが、スリランカの事例から学んだことであった。

アジアの経験をアフリカへ

このような経験をアフリカ諸国の病院に適応したのが、二〇〇七年から始まったＪＩＣＡアジア・アフリカ知識共創プログラム（ＡＡＫＣＰ）「きれいな病院プロジェクト」である。第一フェーズは、ナイジェリア、タンザニア、ウガンダ、ケニア、エリトリア、マラウイ、セネガル、マダガスカル、ニジェール、ブルキナファソ、ベナン、マリ、モロッコ、ブルンジ、コンゴ民主共和国の十五カ国が対象となった。このプログラムでは、資源の乏しいアフリカ諸国の病院サービス改善のためには、第一歩として組織強化と業務環境改善が必要であるという概念が、日本、スリランカにおける導入セミナー、フィールドセミナー、一年間の

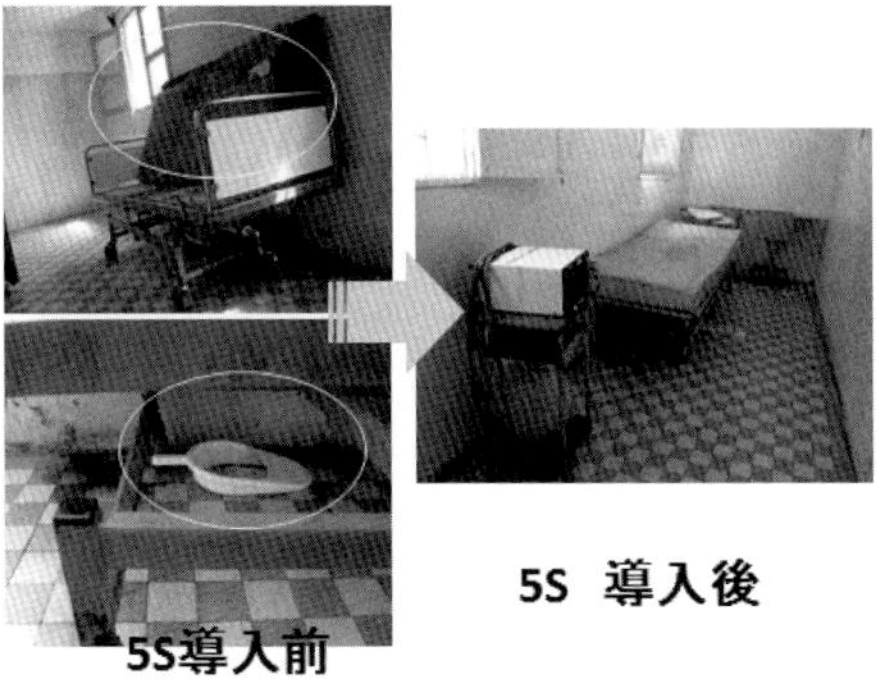

写真 13　5S の実施前と実施後、セネガル国タンバクンダ郡保健センター

パイロットプロジェクト実施の過程で浸透し、ほとんどの参加国のパイロット病院に5S活動が導入されていることが確認されている。とりわけタンザニア、エリトリア、マダガスカルにおいては、保健省の政策としてパイロット病院の経験の他病院への適応が始まった（**写真13**）。プログラムの対象となっているようなアフリカの公立病院の厳しい条件下で働く保健医療従事者のモラルが、上司や担当行政官のリーダーシップのもとに、そこにある資源を工夫しながら活用してサービスの質を改善してゆくという気持ちに変わっていることが確認されている。

二　マダガスカルで芽吹く5S-Kaizen-TQMを通した患者中心の医療

政治経済危機の中のマダガスカル

二〇〇九年、マダガスカルでは反政府勢力が、軍の支持を受けてラヴァルマナナ大統領を辞任させ、「暫定政府」を発足させて以来政治不安が続いていた。国際社会は、暫定政府を正式に認めておらず、外国からの開発支援が滞り、経済は失速していた。憲法に則った大統領が選ばれて、国民生活が安定するのはいつなのか、出口の見えない政治経済危機に国民は不安をつのらせていた。

一九九〇年代、様々な国際開発支援にも関わらず悪化した貧困と広がった格差

マダガスカルは貧しい国である。私が赴任していた一九九〇年代後半から二〇〇〇年にかけて、一人当たり国民総生産は二五〇ドル程度であった。生きてゆくための最低限の栄養を維持できるライン以下で生きている人たちの率（貧困率）は全国平均でも五〇％以上であった（現在もあまり変化はない）。一九九〇年代の州別の貧困率は、首都のあるアンタナナリヴォ州以外は、むしろ次第に貧困率が次第に上がっている（**文献20**）。保健や医療でカバーできない、このような政策の不行き届きが国民の命を脅かす。食べられないことは、とりわけ子供たちに最も重大な影響を及ぼすことになるので、国の子供の半分以上が栄養失調の状態

にあるといえる。栄養失調の子供たちは、マラリアなどの治療可能な感染症に罹患しても致死率が高くなるのである。

新たな政治経済危機が脅かす弱者の健康

二〇〇二年五月にラチラカに代わって就任したラヴァルマナナ大統領の下でも経済成長率は低いままであった。長年の国民の不満の鬱積を見越したように、二〇〇八年当時の首都アンタナナリヴォ市長であったアンドリー・ラジョリナが軍の支持を受けてクーデターを起こし、二〇〇九年に「暫定政府大統領」となったが、我が国を始めとして多くの国が正式な政府として認めないために開発支援が滞ったこともあり、国民生活は益々不安定になっている。国が直営する公的病院の運営予算でさえ年々削減されてきている状況の中で、保健医療サービスへのアクセスの悪い地方の貧困家庭の乳幼児と妊産婦の死亡率は、更に高くなる傾向がある。このような政治経済危機において、国民の命を貧富の差無く、公平に守るための保健医療サービスの質を保つために、マダガスカルの保健行政担当者と医療従事者は苦渋を強いられていた。

地方にも医療従事者が配置されているマダガスカルの文化的な背景

マダガスカルは、一九九〇年代の世界銀行の構造調整政策によってアフリカの多くの国々

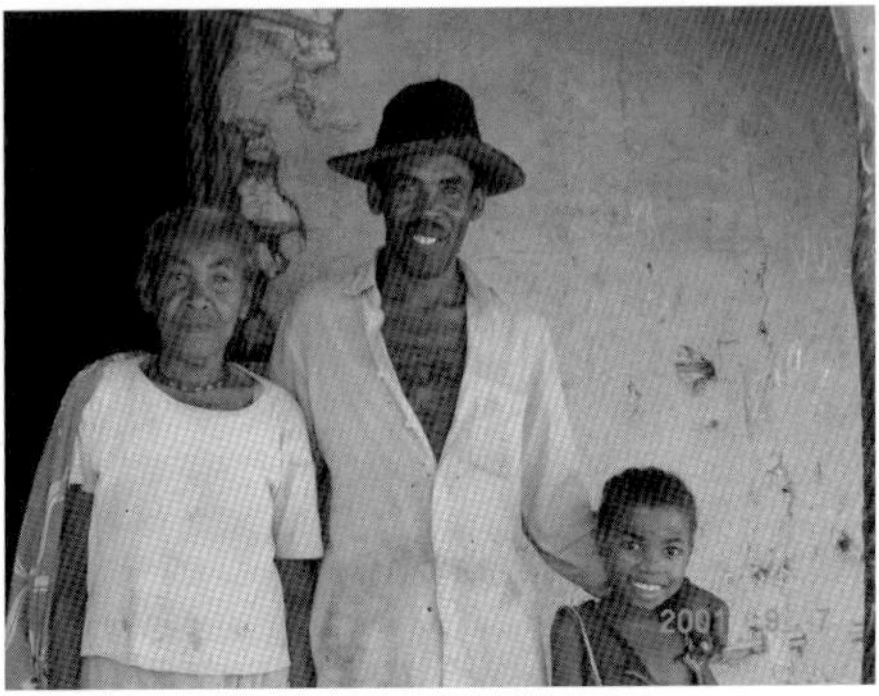

写真 14　貧しくとも穏やかな顔つきのマダガスカルの家族（2001 年、マジャンガ近郊）

で保健医療従事者が著しく不足している状況においても、首都以外の州の比較的末端まで医療従事者が配置されているというサブサハラ・アフリカでは稀な国であった。アフリカの多くの国では、医学部や保健医療従事者養成校が首都にしかない中、マダガスカルでは各州で医療従事者が養成されていたことが理由と考えられているが、文化的な理由もある。それは、他のアフリカ諸国に多い頭脳流出がマダガスカルでは、比較的少ないからである。マダガスカルの人たちは、生まれた場所で死んで、先祖になるという私たち日本人と同じような精神性があるという。マダガスカル島は、十二世紀までヒトのいない環境で動物と植物の天国であった。初めて渡来したヒトはインドネシアから海流に乗ってきた人たちだったらしい。マダガスカルの最大勢力のメリナ族の人たちは、背が低く、アジア人の風貌、骨格を持ち、その言語はバハサマレーを源流としている。埋葬や葬儀などの死者を弔う儀式は、マレー文化を色濃く継承しているという（写真14）。

マダガスカルの医療従事者にとっての「質」とは

二〇〇〇年十月に、私はマダガスカル北西部のマジャンガ州のマジャンガ大学病院に病院長に対するアドバイザー（ＪＩＣＡ専門家）として赴任した。当時の同病院のサービスの質は、同州の基幹病院にも関わらず粗末なものであった。診断精度や治療技術の質の良し悪しを語る前に、訪れる患者全員の診療情報と会計を病院が把握しているわけでない状況にあった。患者は病院の門をくぐると、フランス式の臨床科ごとに建物の違う広い敷地の中で、自分が何処にいけばよいのかわからなかった。診療を終えた患者は、医師や看護師たちの言う通りに治療費を直接医療者に支払うこともあり、医療従事者のモラルにも問題があった。このような状況で、病院統計には外来患者数が実数より低く記録されていることが起こっていても不思議ではなかった。外来や病棟に保管してある薬品や医療用器具の数が少なくなることがあったが、その理由は勤務している従事者や学生が盗んでいるという話も良く聞いた。こういう問題は、実はアフリカの病院では共通のことであることは、その後わかるようになった。しかし二〇〇〇年の頃、マジャンガ大学病院の人たちに、彼らにとって「病院の質」とは何かとインタビューしたところ、治療やケアの前に、病院の質とは、まずは「清潔」であることだと多くの従事者が答えたことが印象に残っている。この議論を共にしたマジャンガ病院のキーパーソンたちは、その後「Staff Néonatal」という名の産科と小児科の連携を図る定期会議を提唱し、現在まで続いている（本書八十頁）。この会議の特徴は臨床だけでなく、病院管理部と州医務局行政官も参加していることで、現場の情報が病院のマネージメントと行政にフィードバックできる仕組みになった。アドバイザーとして、この病院に対して二〇〇四年までに、地域医療施設との連携の仕組みの整備と、病院受付科を新設して新規患者の登録と診療と会計を一体化するための仕組み作りを支援した。二〇〇〇年当時と比べると患者にとっては格段にサービスが改善されたと評価されたが、患者を中心とする医療には未だほど遠いものがあった。

5S-Kaizen-TQM導入で変化した医療従事者のモラルと態度

マジャンガ病院は、このような背景のもとに二〇〇七年九月に5S-Kaizen-TQMを導入した。「病院の質」とは、まず「清潔」であると感じているマジャンガ病院の人たちにとって、5S活動はわかりやすいものだったに違いない。導入後短期間に、病院のいたるところが清潔となり、同時に着手したのは患者の動線の整備であった。受付科では職員が口頭で説明するだけではなく、患者自身が次に何処に行くべきかがわかるような案内図や表が掲示されるようになった。また患者文書の整理の仕方が各科で工夫されるようになり、待ち時間が短縮されるようになった。カルテは、現在各科管理から中央管理に移行しつつある。

その後も5S活動は継続して、ほぼ全科に浸透していた。予算削減の厳しい中、5S-Kaizen-TQMを推進するために病院が作った各科のWIT（Work Improvement Team）の提案する、既存の資源を使った工夫を随所に見ることができ、Kaizenの可能な体制になってきた。手洗い場では、ペットボトルを活用した手拭の保管容器が工夫された。

各科の外来、病棟の患者カルテは、伝票や検査結果が散逸しないような工夫をしている。ある病棟では、入院患者の投薬を色分けして誤投与や未投与の防止を試みていた。手術室の清潔域と不潔域のゾーニング、扉の開け閉めの表示、病棟や外来の掃除道具の設置位置などは病院全体で標準化されつつあったのである。

医療従事者全体のムーブメントになってきた5S活動

マジャンガ病院では、院長のリーダーシップが強く、また5Sを推進する5S委員会が定期的に会議を行い、年に二回5S運動の進んでいる科を表彰するなどの活動の拡大運動を

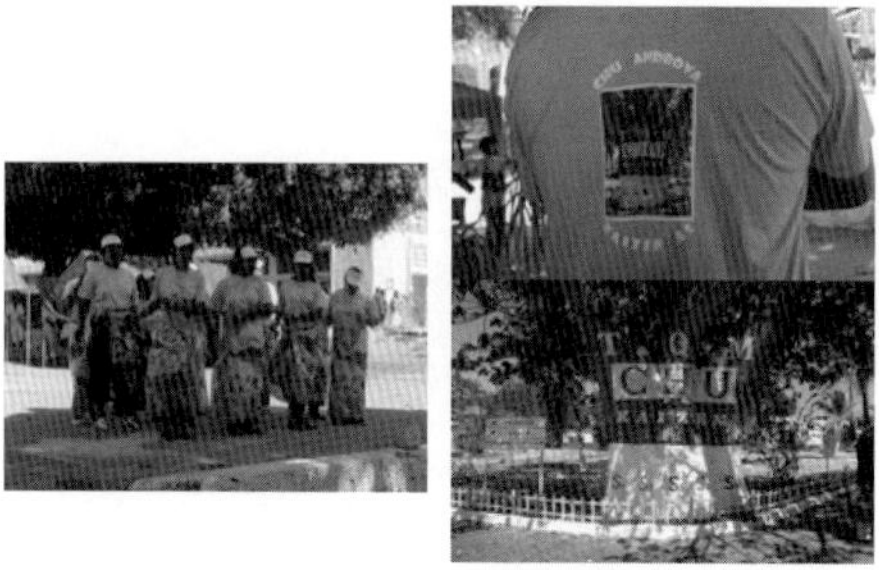

写真15　5S委員会の活動（左：5Sの踊りと歌を披露する委員会のメンバー）

行っていた（**写真15**）。

5S活動からサービスの質改善、患者中心の医療へ

二〇〇七年以来、マジャンガ病院では日本が支援して「人間的出産ケア」を推進していた。このケアの改善の中心にいる助産師や産婦人科医師は、病院全体で進めている5S活動と自分たちの出産ケアの改善は、当初別のものであると考えていた。しかし、二〇一〇年ごろから、「人間的出産ケア」の実現には、5S活動による職場環境改善や医療従事者の参加型の仕事の仕方への態度の変化が切っても切り離せないものと考えるようになった。マダガスカルの保健省は、5S-Kaizen-TQMの全国普及を二〇〇八年以来行っているが、二〇〇九年ごろからは「人間的出産ケア」の研修には5S-Kaizen-TQMの研修を同時に行うという方針を取るようになった。

病院の運営予算の削減に象徴される、厳しい政治経済の危機の中で既存の資源を最大限に活用しながら、患者中心の医療を実現しようとしているマダガスカルの保健行政と医療従事者の努力には目を見張るものがある。マダガスカルの多くの州病院や大学病院に5Sが浸透して、産科の「人間的出産ケア」の実現だけでなく、各科で独自に行うケアの質の改善が始まる日も近いと感じている。

三　5S活動を全科、全員で推進したマリ共和国の州立病院

古い文化と国内紛争の絶えないマリ共和国

西アフリカのマリ共和国は、泥の文化である。世界遺産に指定されているマリ北部のトゥンブクトゥのモスクなどの歴史的な建造物から、現代の住居まで特徴的な泥の建築である（**写真16**）。また鉄分の多い砂を使った泥の染色が古くから人の手に馴染んできた（**写真17**）。一九二〇年にフランスに植民地化されるまで、この地域は長い異なる王国の時代を繰り返してきた。その間、サハラ砂漠を越えて来た異邦人が、マリの中央を流れるニジェール川に沿って交易してきた地域であったことが、マリの文化に色濃く影響している。しかし他のサブサハラ諸国と同様にマリの保健指標は劣悪で、慢性の保健資材、とりわけ人材不足は脆弱

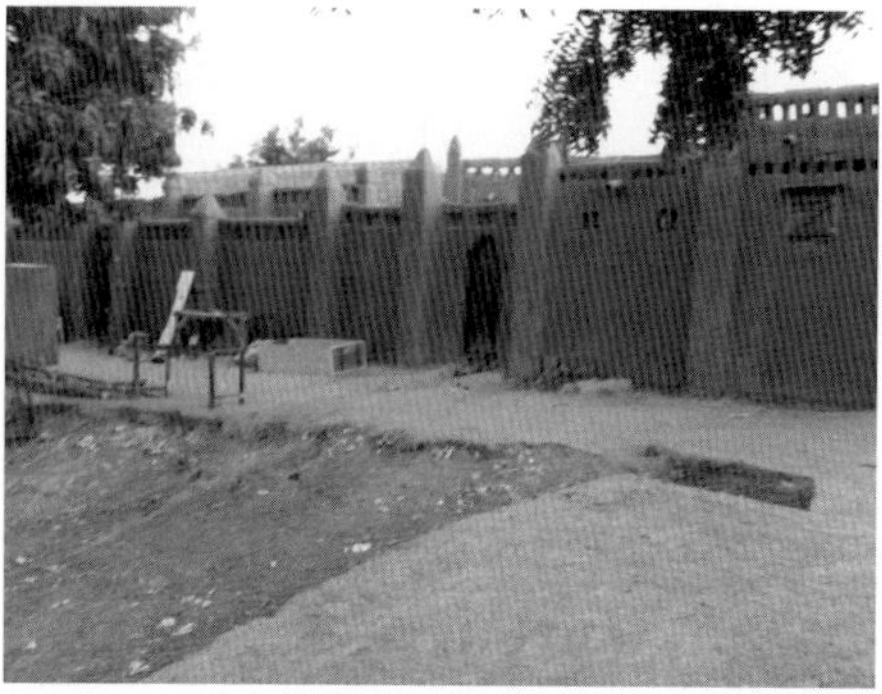

写真 16　ニジェール川で働く漁師たちの住む集合住宅（セグー）

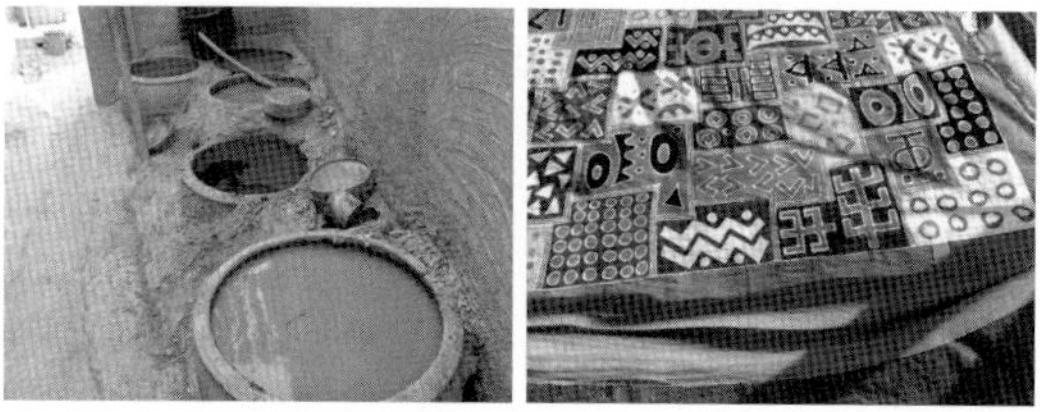

写真 17　泥染めの布（セグー）

な保健システムの根本問題として知られている。

私は、JICA国際協力機構アフリカ地域医療施設機能改善（広域）プログラム（5S-Kaizen-TQMを用いた保健医療サービスの質の向上）の専門家として、二〇〇九年からマリ保健省の公的保健施設のマネージメント改善支援をしており、二〇一〇年二月と二〇一二年一月にパイロット病院のモニタリングを行った。残念ながら私たちが最後に訪れた二〇一二年一月以降にわかに政情不安となり、日本人の退避勧告がされて、現在もマリへの渡航が制限されている。

パイロット病院は、首都バマコから二三五キロ北東、ニジェール川沿いの古都セグーのニアナンコロ・フォンバ・セグー病院で、一三九床の州病院である。パイロット病院として二〇〇九年から5S-Kaizenを導入し、二〇一〇年の調査では、短期間で成果を挙げていることが観察されていた。二〇一二年一月には更に5S活動が広がっていたが、いくつかの問題も指摘された。

5S推進のための速やかな組織変革

日本でKaizen研修に参加した院長が帰国後速やかに院内に組織したQuality Improvement Team（QIT）は、ノンメディカルスタッフの女性をチーム長として5S活動推進の核となっていた。二〇一〇年には幾つかのパイロット科のみであったWork Improvement Team（WIT）は、二〇一二年には全ての課（科）に作られていた。WITの組織化に当たって、QITは病院職員全員が5S活動に参画できるよう、様々な職種のスタッフを巻き込んでWITを構成するように働きかけていた。QITとWITの連携は、現場のWITから規定のフォームによる状況報告とKaizen提案がQITに送られて、その内容に応じてQITの

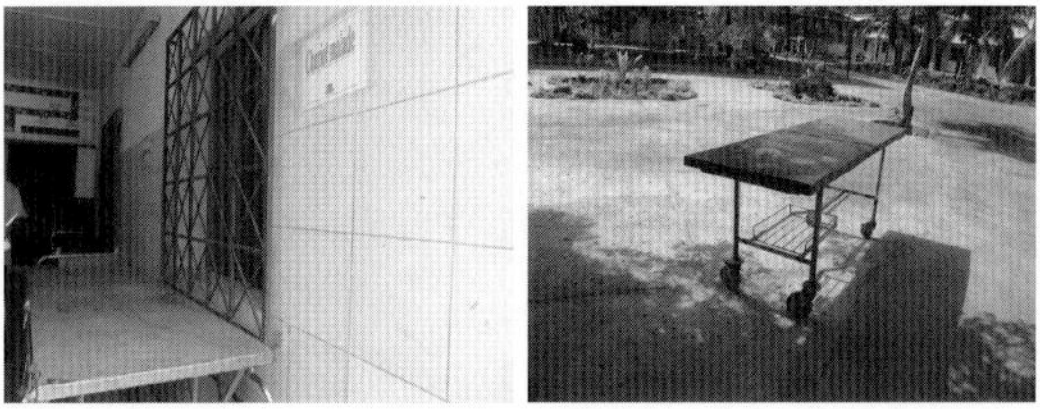

写真18　前回は庭に放置されているカート（右）があったが、2012年はカートや車いすの置き場所を定め、ラベルをつけて明示していた（左）

メンバーが現場を訪問し、WITメンバーと協議することで形作られてきた。QITは三カ月に一回の頻度で会議を開催し、現場のモニタリングを行ってきた。しかしながらWITのミーティングの回数や、現場での取り組みなど、積極的な活動を実施している科とそうでない科の差があることをどう解決するかが、QITの認識している課題であった。

グッドプラクティスの広がり

QITとWITの連携で、パイロット科で実施されたグッドプラクティスが全科に応用された例がいくつかあった。たとえばS2：「整頓」の活動として可動機材の置き場のゾーニングが進み（**写真18**）、S4：「清潔（標準化）」活動として、廃棄物のカラーコーディングが全病院で使われていた（**写真19**）。また「Kaizen 提案」の例としては救急外来の処置室のプライバシー確保の工夫があった（**写真20**）が、未だ同提案の他科への応用には至っていなかった。

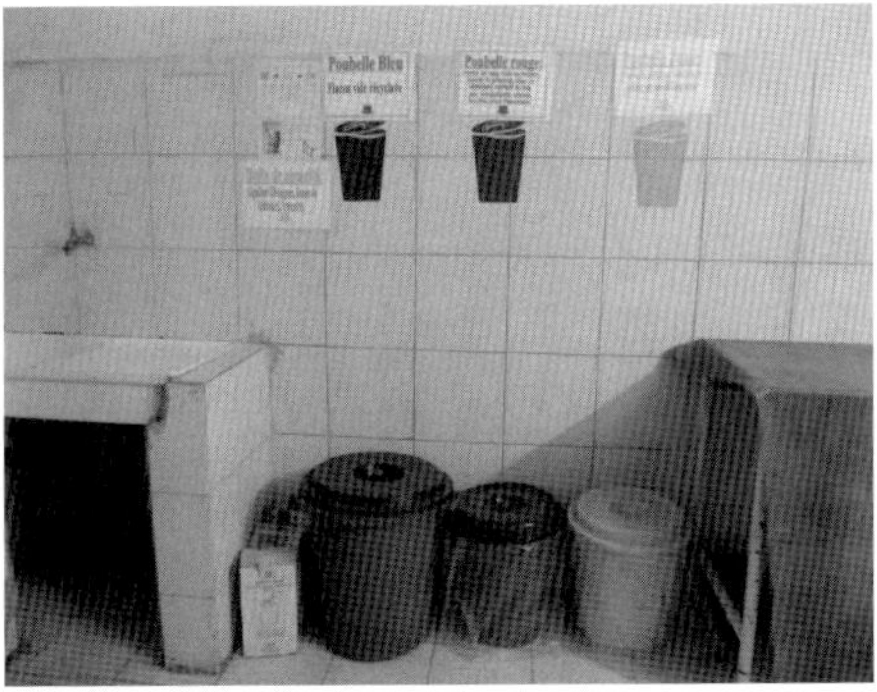

写真 19　2010 年 2 月時は、一部の科で導入されていたゴミ箱のカラーコーディングが、2012 年 1 月には病院全体に利用されていた。ゴミ箱案内表示分別する品を明記するなどの改良がされた。

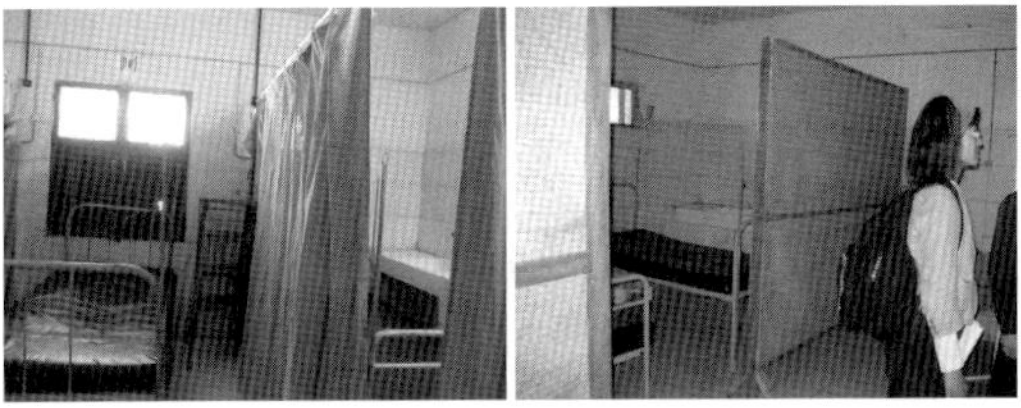

写真 20　2010 年 2 月には、患者のプライバシーを考慮して現地で汎用性の高い素材を活用してスクリーンを作っていた。今回は、カーテンを取り付けて、よりプライバシーを確保できる方策を導入していた。

5Sによる業務環境改善から患者中心の視点へ

このように5S導入から三年となり、次第に病院全体に5S運動が広がりを見せていたが、未だに各科の窓口には長い列があり、受付の窓口の位置が低く、外来者がスタッフと対等の立場でコミュニケーションができる環境とはいえなかった。

ＱＩＴ、ＷＩＴの組織化が成功し、5S活動が全病院に広がりつつある今、さらに各科の業務の改善から、従業員一人ひとりがケアの改善に目を向けて患者中心の意識を持つためには、更に越えるべきステップがあることを院長とＱＩＴメンバーが議論を始めた。ＪＩＣＡ事務所の無いマリには、継続的な保健分野の支援が困難な中、アナンコロ・フォンバ・セグー病院にはＪＩＣＡ青年海外協力隊員として派遣された染谷陽子看護師が現場に張り付いて働いていた。5S活動を積極的に進めている東京の武蔵野赤十字病院で働いていた彼女の支援は、セグーの病院のマネージメント変革に強い力になったに違いない。

四　国家予算の乏しいコンゴ民主共和国国立病院院長が選んだ日本式経営

コンゴ民主共和国は、アフリカ中央部に位置する広大な国（日本の六倍）で、人口七〇〇〇万人を擁し、首都キンシャサの人口も八〇〇万以上とされている。国土の東南部における豊富な天然資源は国際的な関心が高く、かつ隣接九カ国と国境を共にしているので、同地方の紛争は絶え間なく、情勢は常に不安定である。そのため国内移動は容易ではなく、私が関わっていた二〇〇八年から二〇一七年までの間、東部への陸路のアクセスは不可能であった。首都キンシャサでは、次第に安定しつつある様相である。しかし東部地域では隣国の支援を受けているとされている政府勢力の活動が活発であり、国際社会を巻き込んだ国内状況は依然不安定という見方が大勢を占めていた。

国家から運営予算が届かない国立病院

二〇一二年六月に国会で承認された国家予算の中で保健分野予算の占める割合は六%、教育は三%に過ぎなかった。保健予算は、前年は四%なので、それでも増加したわけだが、アフリカ諸国に期待されている国家予算の十五%には程遠く、国民の命は国際機関や二国間協力支援に頼る状態が続いていた。

一般に仏語圏アフリカの公的病院は、正規職員は国（公務員省）から給与が支給され、病院運営予算は、保健省（財務省）により支払われる。しかし紛争後脆弱国家であるコンゴ民主共和国では、国公立病院運営費用の捻出は各施設の負担、すなわち利用者負担となっている。コンゴ民主共和国では保険制度は整っていないので、国民の大半を占める貧困者にとって、乳幼児のワクチン接種など基本的に不可欠なもの以外の保健医療サービスの利用には大きな壁があった。

このような状況であっても、病院側には医療サービスの安全と質を確保しながら、医療費を最大限に安価にすると同時に、医療資機材の購入と維持、病院環境の整備と国家から支払われる給与が極めて低い医療従事者のモチベーションを上げるためのボーナスの支払いなどの経営努力が求められるのである。

しかし現実は困難を極め、とりわけ都市部の大規模病院の医療サービスの質は劣悪となっていた。

国家保健政策に位置づけられた5S-Kaizen-TQM

このような状況に対処するために、保健省保健施設局は二〇〇九年から保健施設の経営改善とサービスの質向上を目指して5S-Kaizenを導入することを国家病院改革プログラムに記載し、そのパイロット施設として首都キンシャサのクリニックンガリエマ病院を指定した。同病院のチャマラ院長は、独立行政法人国際協力機構（JICA）の「アフリカ地域医療施設機能改善（広域）プログラム（5S-Kaizen-TQMを用いた保健医療サービスの質の向上）」の研修に参加して、日本とスリランカにおいて病院への5S-Kaizenの段階的導入方法についい

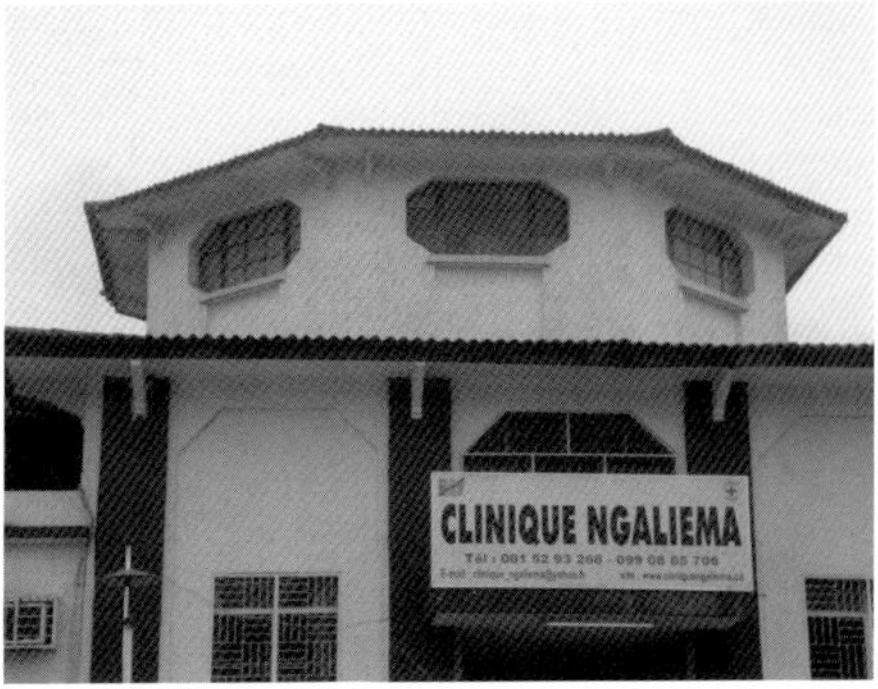

写真 21　クリニックンガリエマ病院玄関

て学んだ後に、同病院の経営改革に着手した。

クリニックンガリエマ病院は一九六〇年の独立以前は宗主国ベルギーの「白人」用の総合病院で、今も植民地様式の優雅な木造病院で臨床各科、管理部がパビリオン方式で広大な敷地に散在している。現在は、病床数二五〇の中規模病院で、キンシャサ州第二レファラル病院の位置づけである。七診療科の他、中央手術部、理学療法部、薬剤部、病歴管理部も設置されており、通常診療のほか救急機能も有しており、ほぼ二四時間体制で患者を受け入れている（**写真21**）。

外観の優美さとは裏腹に、同病院もキンシャサの他の大病院と同様に経営上の問題を抱えていた。国家からの運営予算は無く、従事者の四十％は退職年齢を超えている職員（国が退職金を支払えないので居残っていた）で、全般に医療従事者のモチベーションは低かった。広い病院敷地や病棟には至る所に不要な資機材が放置されていた。患者カルテの管理が杜撰で、薬局の物品管理が悪いなどの理由から患者の待ち時間は長く、また医療事故などの報告システムや記録もなかった。

「やれるところから一歩ずつ」で始めた5S活動のための組織化

チャマラ院長がまず着手したのは、5S-Kaizen 実施のための組織作りであった。薬局、臨床検査部、中央手術部、病歴管理部、機材維持管理部などをパイロットとして、モチベーションの高い職員を中心にして各科にWIT（Work improvement team）を作り、そのリーダーを中心に組織横断的なQIT（Quality improvement team）を作った。既存の病院組織図に無い組織を作ることだけでなく、その組織運営を日常業務の一環として働くことに同意してくれるよう従事者を説得するのは、官僚的な公立病院の組織文化では簡単なことではなかった。しかしスリランカで病院に5S-Kaizen を段階的に導入するという方法でサービスの質改善に成功したカランダゴダ（Karandagoda）医師の、「やれるところから一歩ずつ」という精神をチャマラ院長も踏襲することにした。

各科のWITは、看護師、薬剤師、検査技師、医療機材管理師、医療文書管理師、事務員などの医師でない職種の従事者が中心となって5S活動が開始されて、すぐに職場環境が改

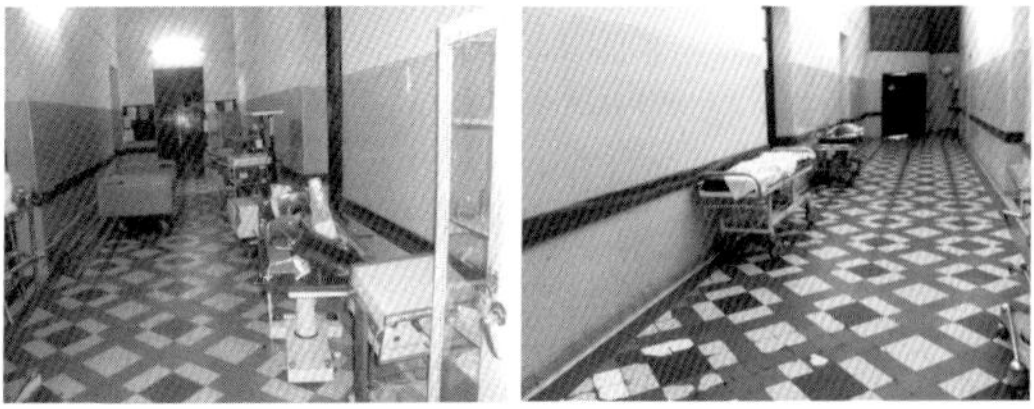

写真22　5S前後手術部通路

善するなど小さな成功体験を重ねるにつれて自信を持ってきた。5Sは「自分の人生」だと表現するようなリーダーも出現するようになった。

中央手術部の通路は物置状態から患者を安全に移動させる環境ができあがった。また中央手術部の外に無造作に放置されていた使用前、使用後のガスボンベは、目に見える方法で整理されて、安全に管理されるようになるだけでなく、病院利用者が安心して歩けるようになった（**写真22～24**）。

病歴管理室も、物置というよりはごみ溜め状態から年代毎にカルテ、レントゲン写真などが整理された。従来の病歴管理師だけでなく疫学を学んだ医師を病院予算で新たに病歴管理室に配置して、整理された情報を可視化して共有することを始めた。病歴管理室従事者のモチベーションは高くなり、QITの長として全従事者に対して5Sの継続を常に熱く語りかけるようになった（**写真25**）。

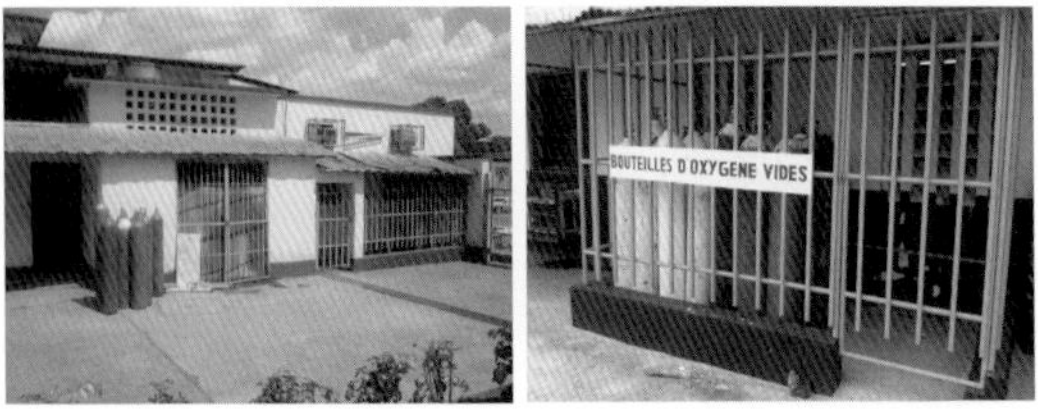

写真 23　5S 前ガスボンベ置き場、裸のボンベが無秩序に置かれている。

5S 後ガスボンベ、使用前（赤）、使用済み（青）と分けられて、一般の人が触れることができないように工夫されている。

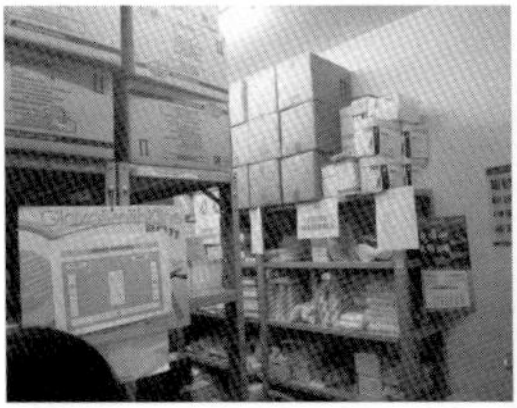

写真 24　5S 前後、薬剤部薬剤庫は、若い薬剤師たちの手で物置から薬剤管理庫に生まれ変わり、在庫管理ができるようになった。

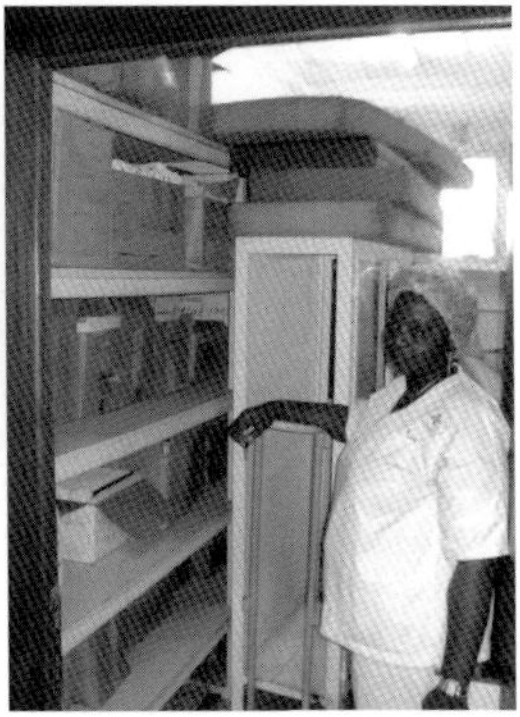

このような成功体験を全病院従事者に知ってもらうために、チャマラ院長は以前倉庫だった建物を改修して「Kaizen ホール」と命名し、研修や会合に使えるようにした。ホールには病院のスローガン「全員（患者と医療従事者）が全てのことに満足する」が掲げら

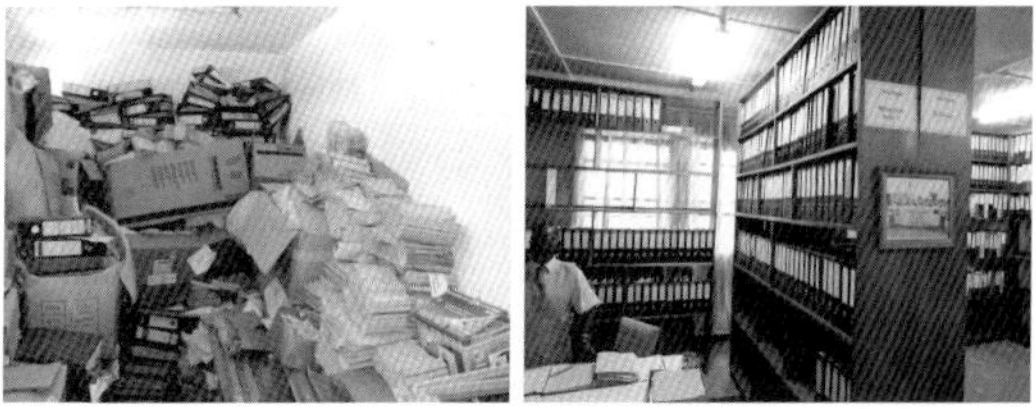

写真 25　5S 前の、病歴管理部（左）。5S 後の、病歴管理部（右）

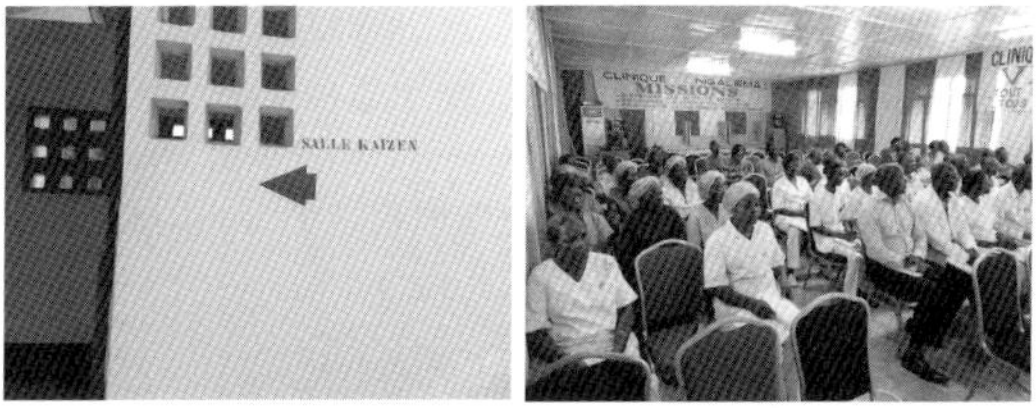

写真 26　Kaizen ホール入口（左）。Kaizen ホール全景、奥に病院のミッションが記された横断幕が見える。

れている（**写真26**）。

二〇一一年、コンゴ民主共和国保健省は、5S-Kaizen の導入後のクリニックンガリエマ病院のポジティブな変化を評価して、5Sを全国の病院に普及する政策に着手し始めた。クリニックンガリエマ病院の院長とQITメンバーが指導者となって、まずはキンシャサ州の十六病院への普及研修を開始し、翌年までに近隣三州までの普及研修を終了した。普及研修では研修参加者がクリニックンガリエマ病院を視察するので、常に観

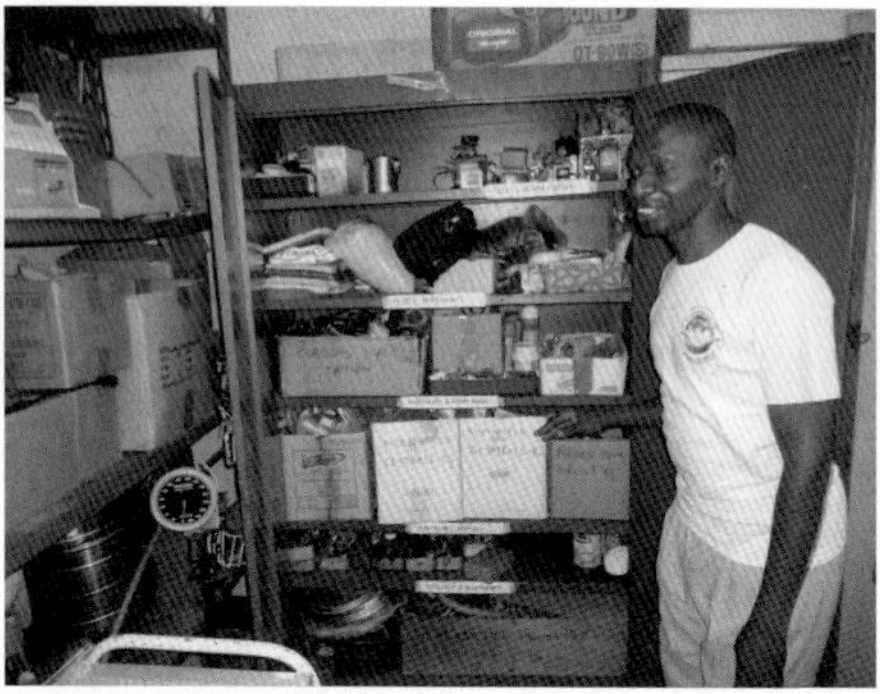

写真 27　研修参加者に説明する機材維持部のWIT長。Tシャツには病院の質改善のシンボルである蓮の花のプリントが見える。

られる立場におかれた同病院従事者の誇りが高くなり、5S-Kaizenについて自分たちそれぞれの言葉で語るようになっている（**写真27**）。

チャマラ院長は、5Sの定着が病院の全科に行き届いた今、いよいよケアの質改善、サービスの質改善を目指してKaizenの導入を始めようとしている。5Sの導入で病院が清潔となり、患者の待ち時間も短縮されたことがタイムサーベイでも明らかになった。評判が良くなって患者数の増加に伴って収入も上がり、ボーナスの支払いもできるようになり、新しい医療機材も中古だが購入した。しかし手術室や病棟での事故による患者死亡は依然起こっており、それぞれの事故原因の解明と対策に着手すらできない現状を何とかしたいと考えていた。５Ｓの導入でＷＩＴを中心として現場で働くチームができてきた。今こそ医療安全とケアの質改善に着手することができる。そのためには、これまで遠目に５Ｓ運動を見ていた医師たちの巻き込みが不可欠である。そこで今年は、医師の代表を日本に送って Kaizen 手法の実際を学んでもらうことにした。同医師の帰国を心待ちにしながら、院長は５Ｓ活動の仕上げとして、各科の各メンバーの業務プロセスの「見える化」の推進（業務カレンダー・内容・分担の提示、チェックリストの作成・共有・提示、等）を始めるようＱＩＴにアドバイスをした。Kaizen の着手には、このような現場レベルの報告や記録の文化を醸成する必要がある。ＷＩＴは定期的な会合内容やグッドプラクティスを文書として記録し、ＱＩＴに報告するようにして、各科で報告と情報の管理の習慣ができるように努力している。ＱＩＴは、院長の命令ではなく、ＷＩＴの活動をスーパービジョンするようになってきた。

コンゴ民主共和国の国民全員に格差の無い良質な医療サービスが利用できるようになるのは、まだまだ先の話である。その夢の実現には保健セクターの努力だけでは困難であり、基礎教育の充実などの社会制度のインフラ整備、税制の整備なども待たれるところだ。しかしチャマラ院長の小さな一歩が、クリニックンガリエマ病院全体に広がり、その成功経験が今保健省の政策として少しずつ全国に広がりつつある。既存の資源を活用して、保健医療従事者自身のいる場所を、自らより良い場所にしてゆくという精神の日本型のマネージメント手法が、紛争後の、今も国土の一部では紛争が続いている傷ついた国の国民の命を守るアプローチとして選ばれている。

第四章　グローバルヘルス専門家の働き方 ―私の事例、特に政策顧問の経験から

二〇〇〇年八月、私はパリの七区、フランス外務省開発局の一室でエリック・ローデンベック氏と話をしていた。少し昔のフランス人らしい大きな蝶ネクタイと顎髭の氏は、レンヌの国立公衆衛生校で病院管理学の修得後、外務省開発局にグローバルヘルス専門家として勤務していた。この面談は、マダガスカル派遣前にＪＩＣＡが専門家の私に準備した研修の一環であった。マダガスカルの北西部地方都市の大学病院院長に対するアドバイザーという立場で派遣されることになっていたが、それは日本とフランスが協力をして一つの病院改善プロジェクトを実施するという初めての日仏協調の技術協力案件であった。その協調枠組みは在フランス日本大使館とフランス外務省が協力して進めたものである。ローデンベック氏は、この案件のフランス外務省の窓口として、それまでに訪日して日本の外務省とＪＩＣＡ、そして私の所属していた国立国際医療センター国際医療協力局と協議をしていた。ローデン

ベック氏から、フランス政府開発援助の保健分野の協力の枠組みや方法を聞くのがその日の面談の目的であった。

フランスの技術協力の仕方は、二〇〇〇年に変革されてグローバル標準の方式になっていると氏は言う。一九九〇年代までマダガスカルには保健分野で総勢六百名もの専門家（フランスではCoopérantと呼ぶ）が配置されていた。それは技術専門家がカウンタパートに対して技術支援をするのではなく、カウンタパートの代替（substitution）としてその業務を実施するという協力形態だったからである。たとえば病院長に対する顧問ではなく、病院長の代わりとして専門家が長期間に渡って執務をするということである。当時薬学部が未だマダガスカルに無く、全国の病院の薬剤師はフランス人専門家が代替として配置されていたため、このような大量の専門家派遣となっていたという。これからはフランスの専門家は代替ではなく、日本や他の二国間協力と同様に相手国の人材（カウンタパート）に対するアドバイザーとして赴任して、任期はそれまでより短い二年を基本として、活動内容の報告を義務付けることになったとのことであった。しかし、フランス人専門家の考え方や働き方が、従来の代替の専門家として身につけたものが根強く残っている可能性が高いので、その点は配慮して協働してほしいとローデンベック氏は付け加えるのであった。その数カ月後、マダガスカルにおいてフランスから派遣された病院管理専門家と共に働くことになった私は、氏の予測が正しかったことを知ることになるのであった。

グローバルヘルス専門家といっても、国連の開発援助機関や世界銀行などの国際開発金融機関の技術コンサルタント、二国間協力の技術専門家・コンサルタント、またＮＧＯやＮＰＯの専門家など、立場や所属機関、または国によって協力の仕方や考え方は異なっている。私は主に、日本の政府開発援助における二国間協力の技術協力専門家としてのキャリアを積み重ねていた。本章では、私のＪＩＣＡの長期派遣専門家の経験を事例として、グローバルヘルス専門家の働き方について述べてみたい。

一　国際協力機構（ＪＩＣＡ）長期専門家歴　―グローバルヘルスの学びの蓄積

グローバルヘルスを大学院で専門的に修得していない私は、大学教員と病院の口腔外科医として過ごした臨床と研究の二十年間の経験と知見に、派遣された地での学びを取り入れつつグローバルヘルス専門家としての知見とスキルを蓄積してきたように思う。学びの大半は、グローバルヘルスの教科書や膨大な量の文献だけではなく、現地の人たちとの協働作業と対話から得られたのである。また、国立国際医療研究センター国際医療協力局（ＩＭＣＪ）

の同僚による別の国のプロジェクトの経験を報告会や報告書で知り、時には自身がそれらのプロジェクトに短期専門家や調査団技術参与として訪問することで、彼らの技術支援の方法を学べたことは幸いであった。またJICAの研修事業のコンテンツを作ることに参加したり、いくつかの研修事業の運営を任される過程で研修参加者と対話をしながら新たな価値を作るというダイナミズムを経験することができた。ここでは私の長期のJICA専門家派遣歴を辿りながら、自分自身にどのような学びの蓄積があったのか振り返ってみたい。

「東北ブラジル公衆衛生プロジェクト」（派遣期間、一九九八〜二〇〇〇）

私の初めての長期派遣先は、ブラジル北東部ペルナンブコ州のレシフェ市であった。JICA「東北ブラジル公衆衛生プロジェクト」のチーフ・アドバイザーという立場で、ペルナンブコ連邦大学医学・保健学部にJICAの支援によって一九九五年に設立した公衆衛生・社会開発センター（NUSP）に配置された。主なカウンタパートは、センター長である医師の他、センターに配属されていた医学、看護学、社会学、人類学部などの様々な学部から集まった教員であった。日本による東北ブラジルへの支援は、一九八〇年代から慶應大学医学部の故浅見敬三教授が基礎を築き、その名を冠したペルナンブコ連邦大学（UFPE）ケイゾウ・アサミ免疫病理学研究所（LIKA）は、現在に至るまで日本の大学と企業との共同研究が続いている。ＬＩＫＡの支援の中心人物の一人であった国立国際医療センター国際医療協力局（ＩＭＣＪ）の建野正毅医師は、ＬＩＫＡでの経験から、連邦大学の多様な専門性とその質の高さに着目して、大学の人材が州の地域の保健行政と公衆衛生のリソースとして活用できるような仕組みを作ろうと考えていた。一九九五年ＪＩＣＡは、「東北ブラジル公衆衛生プロジェクト」を開始して初代チーフ・アドバイザーとして建野医師を派遣した。私は、ＩＭＣＪ入局前にカンボジアで声をかけてくださった建野医師からチーフ・アドバイザーを継いで、一九九八年からプロジェクト終了までの予定で着任したのである。ポルトガル語圏での開発支援も公衆衛生学についても経験の少ない私をプロジェクト・リーダーとしてＪＩＣＡに推薦した理由として、当時のＩＭＣＪの喜多悦子課長は、私の二十年間の大学教員としてのキャリアをその第一に挙げていた。プロジェクト・リーダーとして求められていたのは、公衆衛生学の専門家としての知見ではなく、ＮＵＳＰが連邦大学の組織横断的研究機関として自立して運営されるようになることであったからである。公衆衛生学の専門的知見は、日本から社会学、寄生虫学、看護学、公衆衛生学の長期専門家と医療経済学、心理学、栄養学、口腔衛生学、時には映像や視聴覚の専門家も短期で派遣されて、それぞれの専門に応じた活動支援をしてくださっていた。ＬＩＫＡから続く日本の協力支援の素地が出来上がっているペルナンブコ州での私の活動に大きな障害は少ないはずであった。

しかし、ブラジルでの長い支援経験とポルトガル語を流暢に操ることのできる建野リーダーの後を継ぐのは簡単ではなかった。派遣されて間もなくの頃、プロジェクト・リーダー室の扉を開けたNUSPセンター長のローザは、部屋に入ることもなく私の顔をしげしげと見て、建野がいなくなってお前が座っているのか、と悲しそうに言ったことを今でも忘れることはできない。一九九〇年代後半から、JICAの技術協力プロジェクトはプロジェクト運営と評価にPCMというプロジェクト管理方法を導入していた。PDMというロジカル・フレイムを使って活動計画を管理して、活動から成果、成果から目標がそれぞれロジカルな関係性をもって可視化されているプロジェクト運営ツールである。私は、実質的に同じプロジェクト管理方法であるドイツのGTZの開発したZOPP法を、以前NGOとして実施していたカンボジアのプロジェクト運営で使用した経験があった。またIMCJに入局後にPCM研修も修了していた。しかし赴任してみるとプロジェクト運営にPDMを使用していた形跡は無かった。そこでセンター長のローザにPDMを見せながら、これを使って一緒にプロジェクト運営してみないかと働きかけてみた。NUSPの教員たちと話し合って、それぞれの活動に責任者が明記され、その責任者が担当の活動計画を立てたものを、それぞれの部署に貼って関係者がいつも見えるようにしてみた。最初にＰＤＭを使うことに興味を示してくれたのは、社会学や人類学の若い教員たちであった。住民参加型のプロジェクトを作って、その運営の過程を住民たちが見えるようにすることは、実は彼らにとって物珍しいものではなかったのである。彼らがコミュニティで行っていた参加型開発手法は、日本から持ち込んだ手法ではなく、レシフェ出身の教育学者パウロ・フレイレの哲学に基づくものであった。開発学を志すものにとってはバイブルのような書籍『被抑圧者の教育学』（**文献21**）を記したパウロ・フレイレである。ペルナンブコ州の保健行政や自治体の行政官と話すと、自分はフレイレ主義者であると胸を張る人たちが少なからずいたのを思い出す。

プロジェクトはレシフェ市内の貧困層の居住地域（スラムはブラジルではファベイラと呼ばれる）と、レシフェから百キロ程度離れた二つの自治体をパイロットとしていた。そのパイロット地域にＮＵＳＰの教員と学生が日本人専門家と共に頻繁に出かけて活動を行うのである。私も、時々私より若い日本人専門家たちと現場に赴いた。高木耕（社会学）専門家は社会学と人類学、心理学の教員たちと地方都市の貧困層の収入増成の活動をしていた。ＮＵＳＰのメンバーは、住民の女性グループが貧困女性に対してミシンの訓練をして、自治体の予算で整えた小さな縫製工房で女性たちが自立して収入を得てゆく過程に寄り添っていた。

別の自治体では、やはり女性グループが街の特産のフルーツをジュースに加工する工房を作り、加工品を販売するという活動を自治体の予算を得て支援していた。このように住民が自ら組織化した住民組合は、当時ブラジルが進めていた地方分権化のために、政府から自治体に課せられた義務の一つでもあった。同時に弱者である貧困層の女性たちの経済的自立は、パウロ・フレイレの唱えるエンパワーメントであると、私はＮＵＳＰの若い教員たちから教わったのである。地方分権化では、自治体がこのような住民組合とコミュニティの課題別に住民も参加する委員会を作って、住民の意思を行政に反映する仕組みを作ることも義務付けられていた。ＮＵＳＰはパイロット市の保健委員会が住民と行政とのインターフェイスとして機能するような働きかけもしていた。関口恒存（熱帯寄生虫学）専門家は、ペルナンブコ州に有病率の高い住血吸虫症の糞便検査の検体収集の仕組み作りや、検査精度管理のために定期的にパイロット市の保健局や保健ポストを訪問していた。保健ポストでは住民から選ばれた地域保健員が個別訪問をして、住民の健康について聞き取りや簡単な診察や予防活動をしていた。地域保健員が収集したデータを集計するのが市の保健局で、その保健データの分析とその結果の活用について支援するのも関口専門家の役割であった。その地域保健員の情報収集能力や予防活動のトレーニングをするのも自治体の役割であり、ＮＵＳＰの看護教員はトレーニング指導者となる地域の看護師や看護学校の教員を支援していた。清水真由美（看護学）専門家は、看護学部の教員たちと地域保健員の能力評価を行った。地域保健員は住民の健康問題を指摘したり、予防法を伝えたりする能力は高かったが、住民からの声を聞く能力が十分でないという指摘をして、トレーニング方法の改定に一石を投じたと記憶している。

一九九〇年代後半から二〇〇〇年にかけてのブラジルは、一九八八年に公布された統一保健医療システム（Sistema Unico de Saude、以後ＳＵＳ）という、格差拡大に伴う貧困層の医療アクセス改善を目的とした改革の真最中で、私が運営を任されたＪＩＣＡ公衆衛生プロジェクトは、連邦大学のＮＵＳＰという学部横断的な社会・公衆衛生学センターの活動を通して、ＳＵＳが州と自治体レベルで適応される過程を支援することを念頭に計画されていたのである。パイロット市での住民組織活動支援やプライマリ・ヘルスケア支援は、州から市へ権限が委譲され、地域に密着した保健医療行政の実施を推し進めるという政策を現場レベルで支えていたのである。東北ブラジルのペルナンブコ州の州都レシフェには高層ビルが立ち並び、米国スタイルのショッピング・センターで高級品を購入できた。しかし、内陸に百キロほどの街の個別訪問に同行すると、質素な家屋に最貧層の住民たちが暮らしていたので

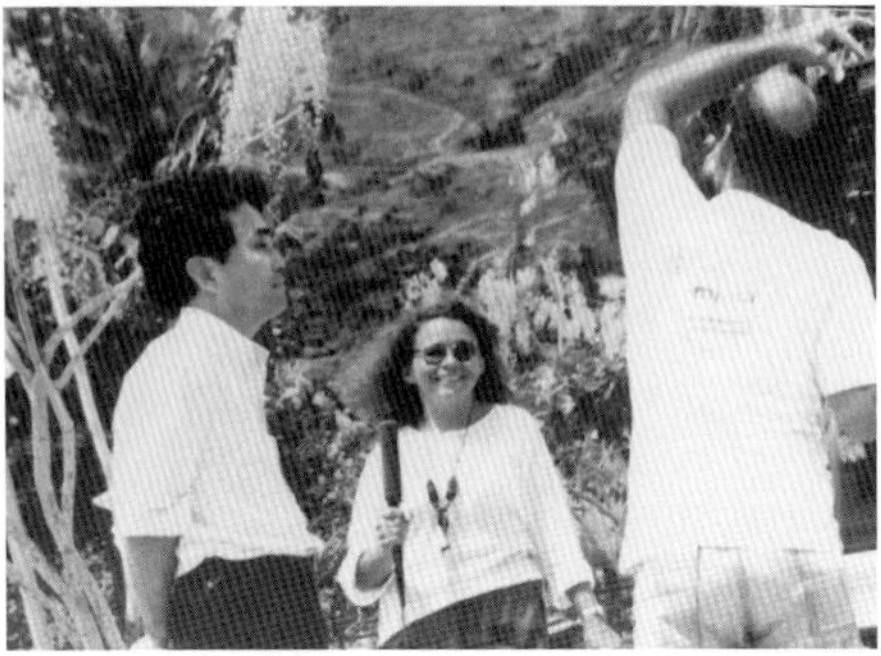

写真 28　NUSP の人類学教員と視聴覚・デザイン学教員らによる地方の子どもたちを対象とする移動人形劇の活動に同行する筆者（ブラジル・ペルナンブコ州、1999 年）

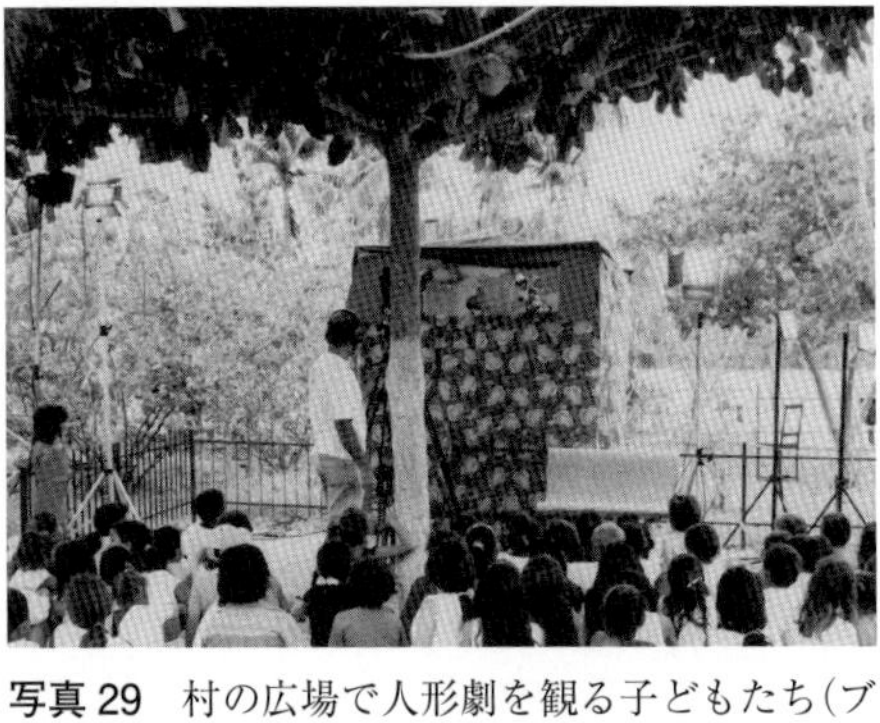

写真 29　村の広場で人形劇を観る子どもたち（ブラジル・ペルナンブコ州、1999 年）

ある。ここでの日本の協力は、自治体への財政支援や資機材の供与ではなく、公衆衛生の様々な専門家が連邦大学の異なる専門性の専門家たちと、国の政策が自治体レベルに適応される過程を支援するという方法であった。私は、このプロジェクトにリーダーとして派遣されて、このような日本の協力方法を実施する中で、地域保健、寄生虫対策、住民のエンパワーメント、地方行政、地方分権化、ＵＨＣについて勉強し、同時期に東北ブラジルのフォルタレーザで行われていたお産のプロジェクトから、「人間的な出産ケア」の概念を初めて学んだのである（**写真28、29**）。

「マダガスカル国マジャンガ大学総合病院センター改善計画」（派遣期間、二〇〇〇～二〇〇四）

ブラジルのプロジェクトを終えてから僅か七カ月後の二〇〇〇年十月、私はマダガスカル北西部のマジャンガ大学病院の院長顧問室に座っていた。二階建ての木造のコロニアル・スタイルの窓に大樹の大きな葉が影を落としている。二年の派遣予定だったが、翌年の二〇〇一年末から半年ほど続いた政変の影響で三カ月の間一時避難帰国したという経緯もあり、結局四年間滞在することになってしまうことは、まだ知らない。フランス語は得意のはずなのに、病院の会議で発言しようとするとポルトガル語が口から出てしまうので戸惑っていた。

病院長のラジャボ（Rajabo）教授は歯科医師であり、マジャンガの副市長でもあった。ちなみにラジャボは、姓であり名前でもある。穏やかな笑顔の知的な紳士で、フランスとロシアで歯学を修め、妻の歯科医師で疫学博士であるノエリンとは、家庭ではロシア語で会話をする。アフリカでは、歯科医師が病院長や保健省の部局長として任命されることは稀ではないことを、その後アフリカ各国で知ることになるのである。副院長のモニックは、地方の保健行政経験の長い公衆衛生医であった。最近マジャンガ州を襲ったコレラのアウトブレイク対策を先頭に立って指揮を取ったばかりである。その後間も無くしてモニックがラジャボに替わって院長となり、私は任期終了まで彼女と働くことになるのである。院長の顧問としてもう一人、フランスから病院管理専門のドミニック氏が派遣されていた。フランスで総合病院院長を経験したプロである。マジャンガ大学病院改善プロジェクトは、我が国初の日仏協調技術協力案件で、一つのプロジェクト計画目標をマダガスカルとフランスと日本が協力して達成するという試みであった。ドミニックは一年ほど勤務してから、カンボジアなどの病院で協力経験の豊富なカトリーヌ看護師に交代することになる。

フランスと日本の専門家は、病院運営管理改善（仏）、地域保健と病院を結ぶ患者紹介システムの強化（日）とそして州民の信頼を得るに足る患者ケアの改善（日仏）といった活動を、日仏が役割分担をしながら支援することになっていた。私は、専門家の働き方として、「技術指導」ではなくて、病院の医療従事者と行政の保健政策担当者が自身のプロジェクトを成功に導くために実施する活動を、彼らと「協働」することであると考えていた。私と共に赴任した二人のフランス人専門家は、赴任当初は従来の代替（substitution）という考え方で働こうとしていたが、意外にも病院の医療従事者から強い抵抗に遭うことになるのである。このような日仏の技術協力の考え方のギャップを柔軟に調整しながらプロジェクトを進めることができたのは、ラジャボとモニックたちマダガスカルのリーダーであった。彼らは、病院幹部会議などで日仏の支援の仕方の違いを目にすることで、むしろプロジェクトのオーナーシップがマダガスカル側にあることをより強く自覚することができたのかもしれない。

とはいえ、日仏の専門家の仲が悪かったわけではない。お互いの執務室を行き来しながら「同僚」としてよく話し合ったことを覚えている。休日には、マジャンガに移住しているフランス人の集まるパーティにもしばしば招待されていた。一つの保健技術協力プロジェクトを、計画から実施、評価まで日仏両国が協調して行うので、プロジェクトのモニタリングは三カ月に一回開催される日仏マ政府合同会議で行った。日仏マ政府合同会議は、首都のアンタナナリヴォとマジャンガで交代して行われ、在マダガスカル日本大使館とフランス大使館

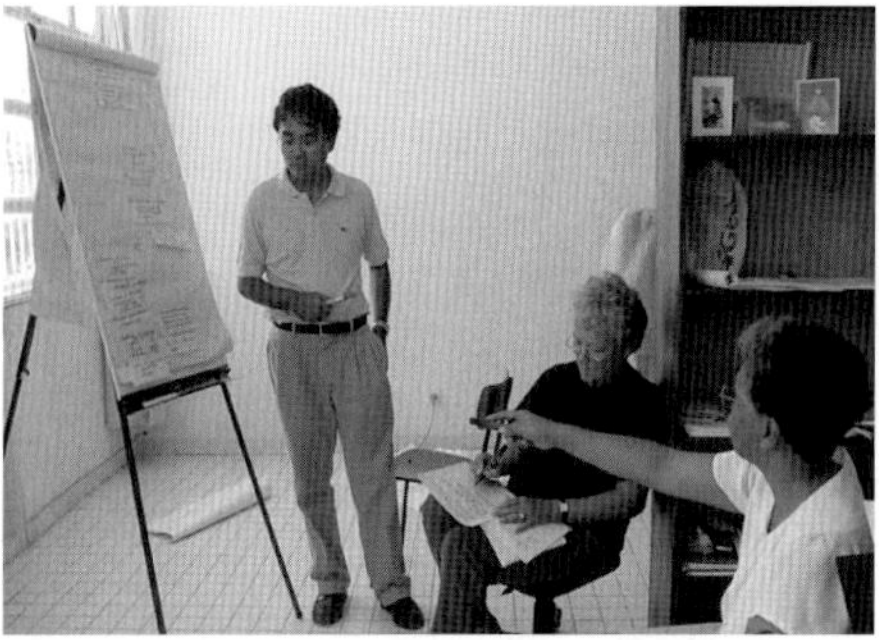

写真30　マジャンガ大学病院における日仏マ国の協議風景、モニック院長（右）、ドミニック病院管理専門家（中央）、筆者（左）（マダガスカル・マジャンガ市、2001年）

の保健担当書記官とマダガスカル保健省次官、マジャンガ病院の幹部、派遣されている日仏専門家が参加した（**写真30**、プロジェクト開始当時ＪＩＣＡマダガスカル事務所はまだ開設されていなかった）。

私に任された活動の一つは、地域保健と病院を結ぶ患者紹介システムの強化、すなわちレフェラル・システムの構築であった。レフェラル・システムとは、限られた保健資源を有効に住民に還元するために必要なシステムで、地域の一次、二次、三次の各レベルの医療施設がそれぞれ期待される役割を果たし、よく連携をして地域全体で住民の健康を守るための仕組みである。システムが機能しない問題として、地理的、財政的に住民がシステムにアクセスができないことや、受け入れ側の医療施設が整っていなかったり、医療従事者が患者を冷たく扱うので医療施設に信頼感がなかったり、各レベルの施設間のコミュニケーションが不足しているなどである。そこで私は、まず大学病院と州保健行政と各レベルの保健施設の関係者との定期的連絡会議を通じて、レフェラル・システムの問題点について話し合うことを提案した。大学病院には、「レフェラル・システム強化ユニット」という機能的部署を設置、臨床部長を中心としたコアメンバーの活動が開始された。その結果、二〇〇一年にはこのユニットと州保健行政と行政の支援をしていたドイツ政府協力（GTZ）の協力で、州のレフェラル・システム強化戦略ができたのである。その戦略とは、（一）保健施設へのアクセスの改善、（二）住民の大学病院に対する信頼回復、（三）各レファラルレベルでの治療の継続性の確保、（四）住民のレフェラルシステムに関する理解の促進で、その後ユニットはそれらの活動計画を作って実施することになった。

まずユニットは、マジャンガ大学の専門家と共にマジャンガ州の住民と保健施設を対象にした基礎調査を行ない、住民の保健施設へのアクセスの問題点を明らかにすることができた。同時に大学病院小児科では、永井周子（小児科）専門家の支援により、新生児医療の質向上のための活動計画が開始された。その活動の過程で、新生児医療の改善のためには、問題のある妊産婦の大学病院へのアクセスも改善する必要があるとの話し合いがされて、大学病院の小児科、産婦人科と州保健行政の代表が「新生児スタッフ会議：Staff neonatal」を立ち上げた。この新生児スタッフ会議の内容は、現在グローバルに実施されている妊産婦死亡のレビュー会議と実質的に同じである。このような活動が少しずつ実を結ぶようになり、州民の信頼が次第に回復して、病院受診者数が増加してきた。以前は未熟児で、肺炎などの感染症を合併する新生児を、ほとんど助けることができなかったのが、その死亡率を二十％以下にすることができるようになるなど、患者ケアの質も確実に向上したのである。フランスのカトリーヌ専門家（看護）は、マダガスカルでは初の看護部長という職をマジャンガ大学病院に導入することに成功した。看護部長が副院長となることで、病院管理改善という点で大いなる成果をあげることになった。看護部が中心となって院内衛生委員会を立ち上げて、院内環境の清潔さ確保、院内感染の予防に貢献することができたのがその一例である。私は、マダガスカルの日仏協調の技術プロジェクトを通じて、病院の患者ケアの質の改善は、レフェラル・システムの構築さらには病院の運営管理という行政と病院のマネージメントとが繋がってこそ実現できるということを理解したように思う（**写真31、32**）。

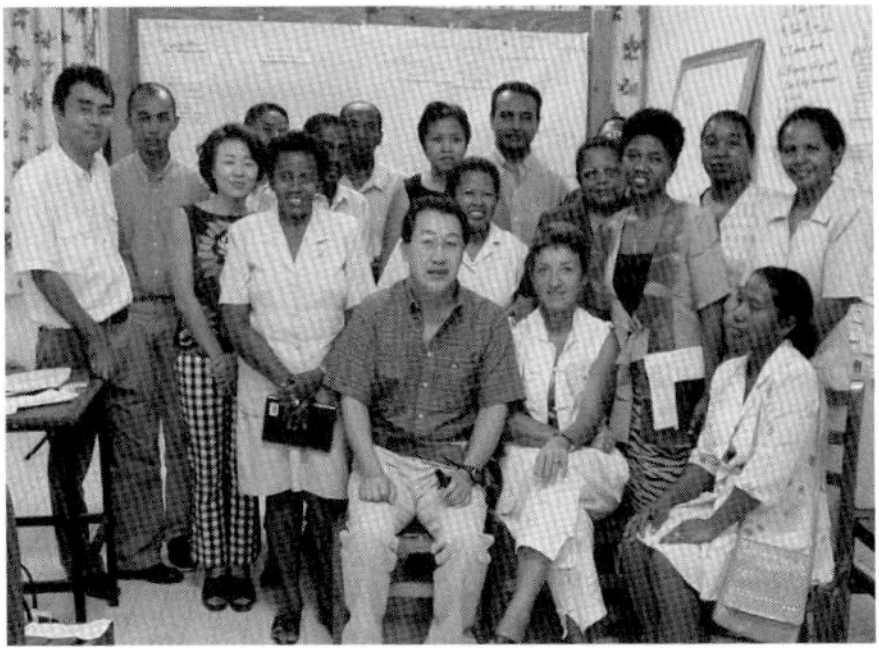

写真 31　日仏マ三国協調による周産期ケアの質改善活動を終えて、病院の小児科、産婦人科医師、看護師と中村医師（産婦人科、前列左）、カトリーヌ看護師（前列中央）（マダガスカル・マジャンガ市、2001 年）

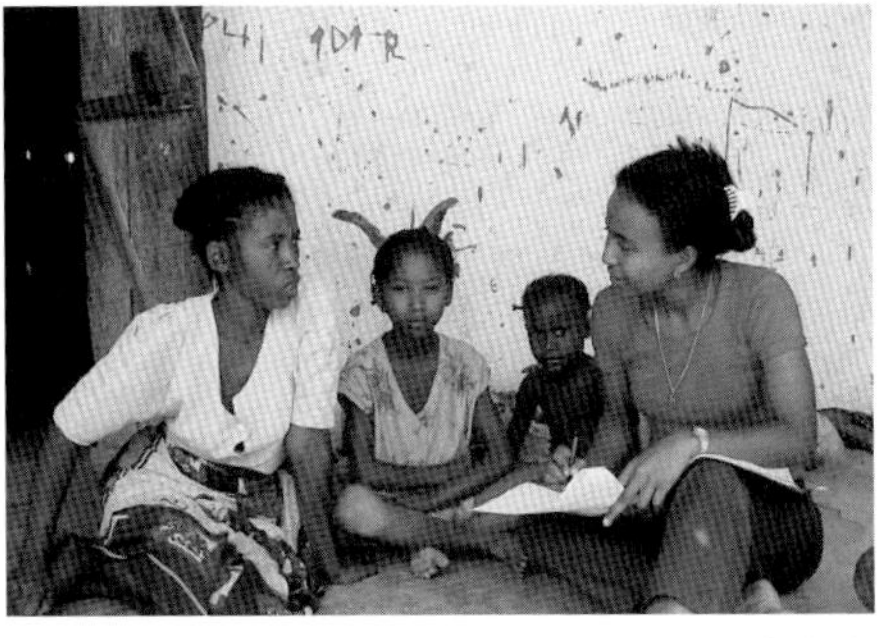

写真 32　住民の医療ニーズの聞き取り調査をするナデイア（マジャンガ大学医学部学生）（マダガスカル・マジャンガ州、2001 年）

国立国際医療センター国際協力局国内業務（一）（二〇〇四～二〇〇五）

二〇〇四年二月にマダガスカルから帰国した私は、二〇〇五年六月まで国立国際医療センター国際医療協力局派遣協力課（ＩＭＣＪ）に戻って国内業務をすることになった。国内業務とは、ＩＭＣＪの海外事業の支援と研修および研究の実施で、ＪＩＣＡや国連などから依頼される調査や短期派遣なども含まれた。当時ＩＭＣＪはグローバルヘルスを保健システム、感染症・熱帯医学、母子保健という三つのグループに分けて海外事業の支援と研修を実施していた。私は、保健システム・グループに属して、南米のブラジル、ボリビア、サブ・サハラのマダガスカル、セネガル、アジアのラオスとベトナム各国にＩＭＣＪが人材を派遣している技術協力プロジェクトの支援と研修を担当した。ブラジルでは、レシフェで私の関わったプロジェクトの後継プロジェクトが開始されていた。マダガスカルでは私の参加した技術協力プロジェクトからマジャンガの大学病院に母子ケアセンターを建築することに繋がり、ＩＭＣＪではそのセンターにおいてブラジルで生まれた「人間的出産ケア」を始めようという話し合いがされていた。その新たな技術協力プロジェクトについて、松井三明医師が中心となってその内容の検討を始めていたところであった。ＩＭＣＪは、その頃から海外事業を現場として保健プロジェクトを実施しながら研修と研究事業を行い、それらの経験を次のプロジェクト形成にフィードバックするという連続性のあるサイクルができつつあったように思う。国内業務はそのサイクルの中心で、海外事業の支援に関する課題をＪＩＣＡ本部や国連機関などと双方向に協議するので、グローバルヘルスの新しい情報や世界の動向を把握することができていたと思う。ＩＭＣＪにおける国内業務も、私のグローバルヘルスのスキルと知見を蓄積することのできた貴重な場所であったのである。

セネガル国保健予防医学省大臣官房技術顧問（派遣期間二〇〇五～二〇〇七）

二〇〇五年六月、私はＩＭＣＪの国内業務を離れて、セネガルの保健省大臣官房顧問として二年間の予定で赴任することになった。セネガルでは二〇〇一年から始まったＪＩＣＡの「保健人材開発促進プロジェクト」が折り返しの時期で、プロジェクト・リーダーもＩＭＣＪの清水利恭医師から同じく清水真由美看護師に替わっていた。清水真由美専門家は、ブラジルの公衆衛生プロジェクトで長期と短期の派遣経験があり、私も共に働いたことがあった。セネガルにおいて保健人材開発のプロジェクトが必要な理由は、一九八〇年代から行われてきた世界銀行による構造調整政策の負のインパクトである支援対象国の公務員削減であった。その結果、他のアフリカ諸国同様にセネガルにおいても圧倒的な保健医療人材の不足で、住民への保健医療サービス供給が滞っていたのである。このプロジェクトの目指したことの一つは、国の保健人材養成校における人材養成の支援であり、もう一つは保健省における保健人材開発局の立ち上げへの支援であった。その頃はアフリカ諸国には保健人材開発局のある国が少なく、長期的な計画で人材養成がされていなかったのである。

保健省の大臣官房顧問に配置される私の役目は、この保健人材開発プロジェクトが円滑に実施されるように、官房レベルから組織横断的な視点でサポートすることがまず挙げられていた。もう一つ在セネガル日本大使館とＪＩＣＡから望まれたのは、保健分野協力の成果が目に見えるようになるということであった。保健分野の協力支援は、道路、橋、ダム、建築物などのインフラ整備とは異なり、目に見え難いということが理由であった。

それまでは、ブラジルの地方の連邦大学とマダガスカルの地方の大学病院を通じて、それぞれ州保健行政と地域保健、病院管理などを経験していたが、首都の保健省の大臣官房への配置、すなわち政策顧問という立場は初めてであった。そこで、その頃ＩＭＣＪが政府政策顧問を派遣していたラオスとベトナムの事例から政策顧問の仕事について自分なりのイメージを持ってみようと考えた。それまでＩＭＣＪの同僚たちが政策顧問として行ってきたのは、（一）保健医療協力案件策定支援、（二）保健医療活動アセスメント、（三）援助機関調整、（四）保健省組織運営管理支援、（五）保健マスタープラン策定支援と要約できる。セネガル保健省の大臣官房に着任して、保健省次官と面談して、ＩＭＣＪの組織的知見を説明しながら自分の期待される役割について議論をしてみた。次官は医師ではなく、セネガルの保健行政のトップに当たる地位にある方であるが、物腰優しく噛み砕くように官房顧問の業務を私に教えてくれるのだった。次官によると、ＩＭＣＪの政策顧問の考え方の通りで、官房顧問自身は活動を行わず、局が行う活動を専門的に支援するのが提要とのことであった。官房には、大臣に対する顧問業務を委ねられている顧問として、官房運営顧問（三名）、法律、リプロダクティブヘルス、保健経済、薬剤、救急医療システム、国際協力、コミュニケーションなどの専門家十二名が官房長の直下に契約ベースで配置されていた。外国人はフランスと日本のみで、両者の業務指針は、保健分野における各国の援助方針提言、課題別トピックスに対する提言、各国の現行保健プロジェクトへの提言などとの説明があった。フランスは、ほぼ永続的に外務省国際協力開発局からシニアスタッフを派遣しており、任期はそれぞれ約六年であるとのことだった。定例会議として、官房内会議（月曜：官房長、顧問のみ）、省内調整会議（火曜：局長レベル含む）、局・課レベルの課題別会議であった。

そこで次官と対話を続けながら、まず協力成果の見える化を念頭にして、セネガル−日本の二国間保健分野協力枠組みを作ることにした。これは両国政府間保健分野協力フォロー会議として定期的に実施するようにした。同時に協力成果の見える化として、我が国の保健分野の協力を、これまで他国が支援に入ったことのない貧困州に集中させることとして、両国政府の合意を得ることになった。保健省大臣官房は、日本が支援するべき州としてタンバクンダ州を選び、官房長をチーフとする調査ミッションを同州に送って現地で州の保健システム・マネージメントに焦点を絞った参加型の問題分析ワークショップを行った。また在セネガル日本大使館経済協力担当官から招かれて、ODA（政府開発援助）現地タスクフォースに現地のJICAの担当者と参加した。保健省内では、主に人材開発プロジェクトの官房からの支援の一環として、保健総局、人材局、予防地域保健局の定例会議にも招かれるようになった。その他、妊産婦死亡ロードマップや黄熱病ワクチンキャンペーン、国家癌対策プログラム、鳥インフルエンザ対策、洪水被災者救援などの活動を支援することになった。

この頃JICAは理事長に緒方貞子氏が就任された頃と重なり、緒方氏の唱える「現地主義」としてJICA本部から各国の事務所に権限が委譲されている時期で、セネガル事務所はアフリカ地域広域事務所の一つとして人材が配置されて活気があった。私も保健省顧問としての業務を遂行しながら、JICAの依頼で平和構築の対象となっていたブルンジの保健分野支援調査と案件形成ミッションに参加していた。また、二〇〇七年三月から始まったJ

ＩＣＡのアジア・アフリカ知識共創プログラム（ＡＡＫＣＰ）の一つとして、5S-Kaizen-TQMをアフリカの病院変革に適応するという研修プログラム、「きれいな病院」プログラムをセネガルから支援するようになっていたのである。

このようにセネガル国保健予防医学省大臣官房顧問として赴任して、保健人材開発、保健システム強化の知見に加えて、これらのプロジェクトから得られた成果を中央の政策として提案するということ、またある国の経験を必要としている別の国々同士の相互の交流を通じてお互いが向上するという、いわゆる南々支援を活用する広域地域協力の実際について学ぶことになったと思う。

国立国際医療センター国際協力局国内業務（二）（二〇〇七～二〇一二）

二〇〇七年の秋にセネガルからＩＭＣＪに戻ってから、私はほぼ五年間となる長期間の国内業務をすることになった。国内業務が長期になった理由の一つは、所属する国立国際医療センターが、二〇一〇年に国の組織から独立行政法人化するという、組織改変の移行期にあったからである。セネガルから帰国してまもなく、私は新たに独法化する組織における国際医療協力局の在り方と局の組織再編について検討するチームに配属されて、外部有識者と共に調査と議論を重ねることになった。もう一つの国内勤務の理由は、いくつかの開発関連の研究に参加することになったからである。これまで開発の現場で試したことや、考えたことは科学的に根拠があるのか、今後他国においても適応できる方法であるのかという問いに対して、立ち止まって検証してみるという時期であったのかもしれない。たとえば「開発途上国の公的保健医療サービス経営改善における5S-Kaizen-TQMの有効性の評価に関する研究」(二〇一一年度)は、文字通り二〇〇七年から始めた日本型マネージメント手法をアフリカの病院で適応してみるという試みを検証したものであった。また私のバックグラウンドが歯科医師であるということから誘われた研究班もあった。かつてIMCJで同僚であった琉球大学の小林潤教授から、国際学校保健という概念に口腔保健も入れたいということで、「口腔保健の視点を組み入れた途上国学校保健政策戦略に関する研究」(二〇一二〜二〇一四年度)を任された。当時、新潟大学大学院医歯学総合研究科予防歯科学分野の宮崎秀夫教授が研究班に参加してくださることになった。宮崎教授は、一九九二年に私が事務局長として名古屋で開催した第一回アジア・太平洋口腔粘膜疾患ワークショップに参加してくださり、その後カンボジアでの口腔疾患の疫学研究を支援していただいたことがある。宮崎教授は、教室からWHO口腔保健プログラム長としてジュネーブに出向中の小川祐司助教授(当時)と、大学院を修了したばかりで、ロンドン衛生・熱帯医学校に留学中の牧野由佳歯科医師にも声をかけていただき、当時パリ大学歯学部で疫学の教鞭をとっていたマジャンガ大学歯学部のNoeline Razanamihaja教授に琉球大学の小林教授も加わって研究班会議をパリ大学歯学部で行ったこともある（二〇一二年）。その会合からNoeline Razanamihaja教授の進めていた小学校における禁煙教育を事例とした共同研究に結びついたのである（**文献22**）。

コンゴ民主共和国保健省次官付技術顧問（一）（短期繰り返し派遣期間二〇〇八〜二〇一三）―脆弱国家における保健人材開発の経験―

少し時代をさかのぼるが、セネガル保健省に配属中の二〇〇六年、紛争後脆弱国であったアフリカ中央部、大湖地方と呼ばれる地域の小国であるブルンジでＪＩＣＡの保健分野支援プログラム形成のミッションに参加したことがある。脆弱国家とは、制度面での能力の不足、不十分なガバナンス、政治不安、頻発する暴力、過去の深刻な紛争の後遺症など、きわめて厳しい開発課題に直面している国と定義されている（世界銀行）。当時、ブルンジは長年の内戦の後に二〇〇三年に和平合意がされて復興に入っていたが、地方部においては不安定な状況が続いていた。ダカールからケニア経由で首都のブジュンブラに入った。平屋のコロニアル風の古い小学校を思わせる木造の建物の保健省で事務次官と面談をした。保健省の幹部と共に、首都の主だった医療施設を視察してから、保健省、病院関係者を招いてブラジルと日本の保健医療支援方針の大枠を決めるためのワークショップを行った。このミッションにダカールから私が参加することになったのは、ケニアのＪＩＣＡ事務所の広域保健アドバイザーから、フランス語でコミュニケーションできる専門家の必要性から私の参加が提案されたからだ。そのアドバイザーとは、一九九〇年にカンボジアを初めて訪れた時行動を共にした、当時岐阜大学医学部口腔外科講師であった半田祐二朗氏であった。思えば当時のカンボジアも紛争後脆弱国家であったのだが、再びアフリカの脆弱国家の現場で歯科をバックグラウンドとする二人のグローバルヘルス専門家が協働することになったわけである。半田祐二朗氏は一九九六年九月から、私が名古屋からＩＭＣＪに入局した一カ月後に、とくに私と示し合わせていたわけでは無かったが、私と同じように口腔外科医としてのキャリアに終止符を打って、ＪＩＣＡの保健分野専門員に転進していたのである。その後、私がブラジルとマダガスカル、セネガルでキャリアを積んでいる間に半田氏はスリランカのペラデニア大学歯学部への技術協力プロジェクトのチーフ・アドバイザーやスリランカ保健省顧問をされていた。そのスリランカでの活動中に、半田氏はコロンボのある産科病院が５Ｓを導入して経営改善と患者ケアの改善に成功している事例に遭遇していた。アフリカで５Ｓを使って病院変革をしてみよう、ブルンジはその初めての国になるかもしれない、そんなことを二人でタンガニーカ湖が見渡せるテラスで話し合ったことを思い出す。ブルンジには二〇〇七年三月にもダカールから出張して、ＪＩＣＡ本部からのミッションと共に二国間の保健協力の詳細を決めることになった。

ブジュンブラのタンガニーカ湖畔からはコンゴ民主共和国東部の低い山並みを見渡すことができる。当時のコンゴ民主共和国も脆弱国家で、長年の内戦の後に二〇〇六年に民主的な選挙でジョゼフ・カビラ大統領が就任したばかりで、二〇〇七年にも首都のキンシャサ市内で銃撃戦があるなど治安は不安定であった。その頃ＪＩＣＡは早くもキンシャサに駐在員事務所を立ち上げて復興支援を始めていた。ブルンジやコンゴ民主共和国のような未だ治安の不安定な紛争後脆弱国への速やかな支援は、当時のＪＩＣＡ理事長である緒方貞子氏の意向が反映されているからだと聞いていた。セネガルの長期派遣を終えて国内勤務に戻ってから半年ほど経った二〇〇八年六月、私はキンシャサに短期派遣されることになった。キンシャサの初代ＪＩＣＡ所長は、セネガル事務所からそのまま赴任されていた飯村学氏で、セネガルでは安全管理担当をされながら水・衛生プログラムの責任者として遠隔地のタンバクンダ州の私たちの保健支援の現場にも来てくださったことがあった方である。私に用意された移動用の車両は防弾仕様でドアがとても重かった。飯村氏から衛星電話、防弾チョッキとミネラルウオーター数本を手渡されて、もし銃撃戦が始まったらとにかくコンクリートの建物を探して隠れてください、三日以内に救助に参りますから、と真顔で言われたことを覚えている。

私のコンゴ民主共和国派遣は、保健省次官に対する技術顧問という立場であったが、しばらく短期派遣の繰り返しで続けることになった。次官室は市内の二階建ての木造庁舎の一隅にあり、ミアカラ次官（当時）が快く迎えてくれた。小柄ながら柔道黒帯で、紛争中のコンゴ東部で長年州医務局長として勤め上げたという、静かな佇まいをみせる強者である。同じ紛争後脆弱国のブルンジで私が経験した二国間の保健分野協力枠組み作成の方法について話すと、直ちに同じようにやってみたいとおっしゃり、次官官房の幹部と調査計画局長を呼んで実施に移すという決断の速さであった。できあがった保健分野協力枠組みの主軸は「保健人材開発」で、日本にはセネガルでの経験を活かして、保健人材開発局の支援と内戦で廃墟になっていたキンシャサの国立保健人材養成校の再建が期待されていた。

二〇〇八年のコンゴ民主共和国保健省保健人材開発局には一〇〇〇人以上の職員が登録されているはずだが、実際には三十名ほどしか勤務していなかった。定年を超えた公務員が退職金も年金も政府から支給されないので、公務員省が職員として登録を外していなかったのである。出勤している三十名の職員の中で、人材局長と課長だけがコンピュータを持っていただけであった。局長の秘書室に入ると天井に大きな穴が空いていて天井裏が見えていた。紛争後脆弱国では、異なるドナーが異なる視点でそれぞれが保健人材の育成をする傾向にある。その結果無秩序な人材育成となり、効果的な人材配置ができず、その結果適切な医療サービスを提供できないという悪循環に陥るのである。こういう事態を回避するために、世界保健機関は紛争後脆弱国家には中央に保健人材局を作り、まず人材開発計画を作成して、計画に沿って人材の養成と配置、そして配置された人材の定着を試みるべきであるとしている（**文献23**）。そこで、二〇〇九年にアフガニスタン、カンボジアなどで保健人材開発に経験のあるIMCJの同僚、藤田則子医師を招聘してコンゴ民主共和国の保健人材開発の現状調査をお願いした。その調査結果を基にして保健人材開発局は、このコンゴ民主共和国の初となる国家保健人材開発計画を作成したのである。藤田則子氏は、コンゴ民主共和国において初保健人材開発の現状調査などから、開発途上国において実施すべき保健人材開発の概念枠組みを提唱した（**文献24**）。ハウスモデルと呼ばれるその概念を基本にして、IMCJは仏語圏アフリカ保健人材開発研修をJICAと共に二〇一〇年より開始し、第一回目の研修コースリーダーは私が任されることになった。研修といっても、私にもIMCJにも保健人材開発管理者としての経験はほとんど無かった。異なる国々の保健人材開発局の幹部同士がハウスモデルの概念枠組みを基にして、それぞれの国の現状と課題を共有した。参加国で「国家保健人材開発計画」を作成した経験があったのはコートジボワールだけであった。問題は、その計画が実施に移行できなかったことである。参加者は、コートジボワールの国レベルの人材開発計画の作成過程を知り、実施可能性のある計画作成に必要なことは何かなど熱心に話し合った。この第一回の仏語圏アフリカ保健人材開発研修の最終日の前日に参加者の中から、保健人材開発管理の実務者同士の交流を続けたいという声があがり、仏語圏アフリカ保健人材開発ネットワーク（RVT）を立ち上げることになった。二〇一〇年一月、冬の東京の寒い日の出来事であった。この一年後、第一回の研修参加者を中心にタイで開催されたWHOのグローバル保健人材フォーラムにおいて、先進国のコンサルタントではなく、仏語圏アフリカの保健人材開発管理の実務者たちが初めて各国の現状と課題を共有することになった。第一回研修の参加者の一人であるセネガルのスカンデラ保健人材開発局長（当時）と、WHOアフリカ事務所のアダム保健人材担当と共に私も座長として登壇することになった。

このようなIMCJの「国内業務」と並行して二〇〇八年から二〇一三年までの間、二カ月の短期派遣を年二回のペースでコンゴ民主共和国保健省次官顧問を続けていた。その間に国

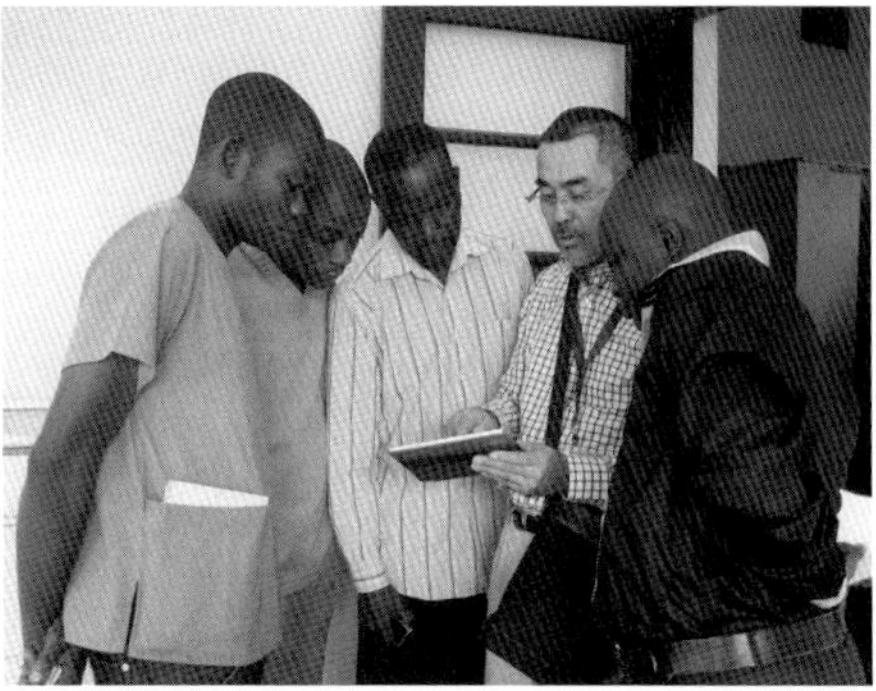

写真 33　医療現場の5Sの説明を熱心に聞く医療従事者ら（コンゴ民主共和国・キンシャサ、クリニックンガリエマ、2013年）

家保健人材開発計画が作成されて、その実施支援のための技術協力プロジェクトが開始し、清水孝行医師がＩＭＣＪからプロジェクト・リーダーとして派遣されていた。またＪＩＣＡによるキンシャサの国家保健人材養成校建設が竣工して大統領によって開所式が催された。一方次官顧問としては、次官官房の運営改善活動支援のために、二〇一一年、ＩＭＣＪから北島智子局長（故人、役職は当時）を招いて、保健省官房と保健行政の仕事の連携と行政のガヴァナンスなどをテーマにセミナーを行った。北島局長はその後に新潟県副知事に就任されて、そのご縁でコンゴ民主共和国保健省次官や大臣官房長を始めとして、保健省高官が新潟県の保健行政を現地で学ぶという個別研修を毎年行うようになったのである。またこの短期派遣の繰り返しの期間に病院局が全国の病院に5S/Kaizen/TQMを導入する先駆けとして、キンシャサと周辺のパイロット施設においてトレーニングと活動実施を始めていた（**写真33**）。

コンゴ民主共和国保健省次官付技術顧問（二）（長期派遣期間二〇一三～二〇一七）―エボラのパンデミックとワン・ヘルスへの関わり

二〇一三年六月、五年間のＩＭＣＪでの国内業務を終えて、繰り返しの短期派遣で支援していたコンゴ民主共和国に長期専門家として派遣されることになった。長期派遣となって、私は次官官房の一隅の国際協力室にデスクをいただき、次官を日常的にサポートする体制ができた。次官とよく話をし、省内の書類で廻ってくるものは全て確認し、次官の出席する会議には極力一緒に出るようにした。当時は各局がそれぞれ異なるドナーと直接契約して活動することが頻繁にあるなど、まだまだ省内の秩序が乱れていた。そこで調査計画局長と相談しながら、次官に情報が集約されるような仕組みとして、四名の主だった局の局長との定例会議を設けるように働きかけた。次官と幹部局長が日本の行政を学ぶために来日した際は、私も同行して日本側行政関係者らとの意見交換の支援をした。保健省が抱える問題を短期、中期、長期と整理して、毎週月曜日の朝に次官とＷＨＯの顧問および私とで短時間会議を持つようにした。次官は、このような一連の活動を、次官官房のガヴァナンスの改善活動と位置付け、戦略的マネージメントと名付けて省内に拡大する意向を持つようになった。

このような活動をしているうちに、二〇一三年十二月にギニアに端を発するエボラウイルス病（ＥＶＤ）のアウトブレイクが西アフリカに一気に拡がり始めていた。このＥＶＤ流行の規模は、流行期間、地理的な拡がり、症例数、死亡例数がいずれも過去の事例を大きく上回る状況となり、二〇一四年八月、ＷＨＯは「国際的に懸念される公衆の保健上の緊急事態（PHEIC：Public Health Emergency of International Concern）」を宣言した。コンゴ民主共和国も八月二十四日、北部エクアトール州において西アフリカとは異なるウイルス株であったが、ＥＶＤのアウトブレイクが確認されると、保健省は直ちに国レベルの緊急対応に臨んで人員を動員し、十一月十五日に終息させたのである。コンゴ民主共和国は二〇一四年までに過去七回のＥＶＤ流行経験があり、平時の同疾患に対するサーヴェイランス体制を整えて、アウトブレイク時の緊急対策を担う人材を育成して、プールしてきた。この年の西アフリカに端を発したＥＶＤパンデミックに対しても、コンゴ民主共和国保健省は、ＷＨＯ本部の疾患対策委員会に専門家を派遣すると同時に、二〇一四年三月には西アフリカ三カ国へ疾病対策に対応できる人材を百五十六名緊急派遣していた。エボラウイルス病（ＥＶＤ）パンデミックに対して、ＪＩＣＡは「既存アセットを活用したエボラ封じ込め支援」方針に基づいた支援を流行国及びハイリスク国に対して始めていた。そのハイリスク国に含まれるコートジボワール国ＪＩＣＡ事務所から、キンシャサのＪＩＣＡ事務所に連絡があったのは二〇一四年十二月のことであった。コートジボワールではエボラ対策の国レベルの準備措置が取られていたが、現場での対応策は現実性に乏しい面があった。一方、国内でのＥＶＤ流行経験を複数回有して、近隣の流行国へも人材を派遣しているコンゴ民主共和国では、実践知の分厚い蓄積があるということから、コンゴ民主共和国保健省顧問の仏語圏アフリカ域内協力の一環として、コートジボワールへの協力ができないかとの依頼であった。この連絡を受けて、私は次官と共に国内のエボラ対策の実質的なリーダーである疾病対策局長と相談すると、短期間であれば国のエボラ対策チームをコートジボワールに派遣して同国のエボラ対策実施のための経験共有セミナーをすることは可能であるとの返事であった。この計画にはＥＶＤ発見者の一人の国立生物医学研究所（ＩＮＲＢ）のムィエンベ教授ご自身も参加してくださることになった。

二〇一五年三月、私は事前にセミナーの準備を整えたコンゴ民主共和国保健省国家エボラ対策委員会の主要メンバー十五名と共にアビジャンに向かった。アビジャンでは、まずコートジボワール保健省ＥＶＤ対策委員会が、同国のＥＶＤ対策措置を実施に移すためのロードマップを作成することになった。実は、当初コートジボワール側の関係者はコンゴ民主共和国の専門家に対して軽い反感のようなものを持っていたと、私は気づいていた。経済指標では圧倒的な優位に立つコートジボワールは、無意識にキンシャサから来た専門家を見下していたかもしれない。しかし、ＥＶＤ対策に必要な人材配置や機材の質と量、行動実施のタイムラインについてなど具体的な課題の議論になるにしたがって、キンシャサ側の豊富な経験に対してコートジボワール側から自然に尊敬の念が生まれてきたように思う。その後郊外の研修施設に移動して、コートジボワールの感染症アウトブレイク対策の中核人材に対する七日間の指導者研修を行った。研修はＥＶＤだけでなく感染症アウトブレイク対策措置として必要な七項目（サーヴェイランス、検査体制、患者ケア、心理社会学的ケア、衛生管理、ロジスティック管理、コミュニティとの連携）からなり、異なる職種の専門家がチームとして育成されるようになっていた。この内容には、コンゴ民主共和国独自の経験であるコミュニティレベルの平時のサーヴェイランスと住民との連携についても取り入れられているのが特徴であった。「エボラウイルス病対策には、最新の資機材が整備された治療施設や検査施設ではなく、エボラに特化しない既存の感染症、例えば結核、ＨＩＶ感染症、黄熱病などの、日常的なサーヴェイランスこそが重要である。とりわけコミュニティでの患者の早期発見と治療、フォローが重要で、住民や医療従事者が怖がらないようなケアも必要。このような日常的で地道なコミュニティレベルの既存の感染症のサーヴェイランスの積み重ねが、予期しないエボラウイルス病流行に対する速やかな対応にも繋がる」これが世界で唯一と言ってよいほど、エボラウイルス病疾患対策について多くの知見と経験を蓄積してきたコンゴ民主共和国保健省のエボラ対策チームが、コートジボワールの上層部関係者、現場の担当者等に対してミッションを通じて一貫して共有してきたメッセージである。輸入感染例のみに対応できる先進国であれば、患者の発見後即時にヘリコプターで最新の医療施設に搬送し、「隔離」して治療するということも可能だが、EVDのようにアフリカの自然と住民の生活習慣に関わる新興感染症に対して、資源の限られているアフリカの保健システムが対応するには、このような疾患流行前の準備段階から地域に根ざすサーヴェイランスが重要で、疾患流行時のコミュニティとの連携と住民の理解、ひいては住民の生活習慣や考え方の変容も期待することができる。このようなサーヴェイランスによってより早い患者発見が可能となり、他分野の専門家からなる対策チームが地域に派遣されて、コミュニティ住民の心理的ケアから接触者のフォロー、移動型検査室における検査、簡易エボラ治療センターにおける治療、安全な埋葬までをパッケージにした速やかな対策がより効果的に実施できるようになる。

　このようなコンゴ民主共和国における経験はＷＨＯのエボラウイルス病対策ガイドラインにも取り入れられており、ハイリスク各国の同疾患対策準備行動計画に組み入れられることになっていた。しかしながら今回のミッションが明らかにしたことの一つに、ＥＶＤ流行未経験国の関係者は、地域ベースのサーヴェイランスや組織対応についてその重要性を理解してはいるが、対策チームの具体的活動内容や実施体制の構築についてはほとんど理解できておらず、実地訓練としてシミュレーションをしてみると相当に混乱するということであった。コートジボワールにはＷＨＯの同疾患対策準備のための調査ミッションが二回派遣されており、ＷＨＯ、ＵＮＩＣＥＦ、国際赤十字、ＭＳＦなどを中心にエボラ治療センターを大学病院に設置するなどの準備が進んでいるが、準備行動計画を実施段階に移行させるには、コンゴ民主共和国が用いている自国の研修モジュールによって関係者の理解を深めるだけでなく、会議や研修の過程の情報交換の中でコ国関係者が経験した「本に書いていない」ノウハウを共有することが重要であることを、一九七六年のエボラ第一号発見からこれまで世界のエボラ対策第一人者として活躍しているムィエンベ教授は、コンゴ民主共和国チームにミッションの準備段階から話をしていた。コートジボワール側は、アフリカ域内協力ではありがちの、時には高慢な態度を見せることもあったが、とりわけ現場で対応を迫られる研修参加者たちの態度を、「本に書いてない経験」を有するコンゴ民主共和国チーム一人ひとりの発言の重みが変えるのに時間はかからなかった。

このコートジボワールにおけるＥＶＤ対策実施のためのロードマップ作成のための会議で特筆すべき点は、最初の基調講演が医学者によるエボラウイルス病概論のようなものではなく、ＩＭＣＪ／ＪＩＣＡの支援していた仏語圏保健人材管理ネットワーク（ＲＶＴ）代表のセネガル保健省人材開発局スカ・ンデラ・ジョフ課長（当時）による「エボラと保健人材」であったことだ。本ミッションの実現のためにコートジボワールで準備段階から中心的に推進したのは、コートジボワール国立公衆衛生院（ＩＮＨＰ）であるが、その活動を終始支えたのはＲＶＴのメンバーである同国保健省保健人材開発局のチームであった。またコンゴ民主共和国のＥＶＤ対策のための人材養成にもコーディネーター役として保健省継続教育局が支援しており、このミッションにも主要メンバーとして同局長が参加した。疾病対策は、保健省の部局である疾病対策局や公衆衛生研究施設などが単独でするものではなく、一つの目的達成のために保健省だけでなく他分野人材の関わりが求められるのである。そういう意味で今回のミッションにおけるＲＶＴの調整役としての関わり方は重要であったといえる。

このようにＥＶＤ対策を保健システムに統合してきたコンゴ民主共和国の経験に直に触れたことで、ＥＶＤ対策を緊急措置と捉えがちであったコートジボワール関係者が、平時のサーベイランスやリスク管理こそが準備措置の根幹となることを認識した点が最大の成果であったのではないだろうか。このミッションの成果から、コンゴ民主共和国の知見がコートジボワールに留まらず仏語圏アフリカ地域諸国にとっても有用である可能性を示すことができた。この経験からＪＩＣＡは、二〇一五年度から直ぐにコンゴ民主共和国においてＥＶＤハイリスク国の仏語圏アフリカ八カ国に対するＥＶＤ緊急対策人材育成研修を開始したのである。

私のコンゴ民主共和国における派遣は二〇一七年の十二月までであった。二〇〇九年から着手した病院局による5S-Kaizen-TQMを病院改革に組み入れる計画は全国規模となり、その人材研修には周辺の仏語圏アフリカ諸国の関係者も招待できるようになった。その中にはコートジボワールの病院局の代表も含まれていた。周辺諸国に対する支援として、セネガル国の人間的出産ケアモデル普及プロジェクト（ＰＲＥＳＳＭＮ）で、5S-Kaizen研修モジュール作成と研修後評価方法策定の過程を支援した。研修評価調査では、コンゴ民主共和国の5S-Kaizenアプローチのパイロット病院クリニックンガリエマの質改善委員長であった検査

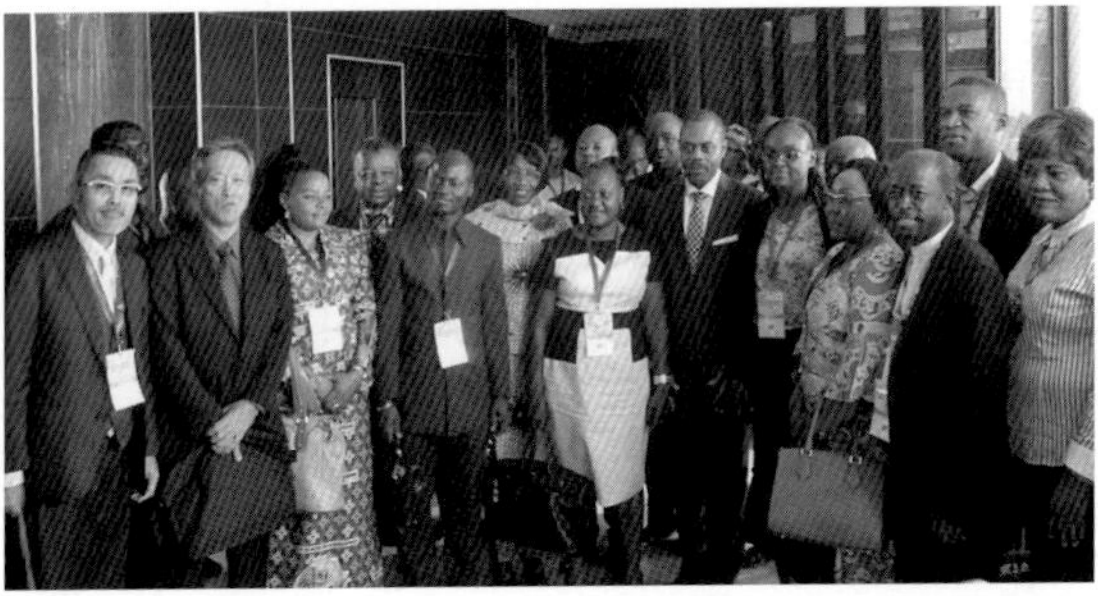

写真 34　仏語圏アフリカ八カ国に対するエボラ・ウイルス病緊急対策人材育成研修を終えて、コンゴ民主共和国の講師陣と（コンゴ民主共和国・キンシャサ、2017年）

技師のマチウと共にセネガルに赴き、セネガル保健省の母子保健局の助産師と共に全国のパイロット病院を廻ったのである。

「仏語圏アフリカ八カ国に対するＥＶＤ緊急対策人材育成研修」の支援は、二〇一七年度まで続いて、その人材育成の中心となるべき国立医生物学研究所（ＩＮＲＢ）の整備にも着手を始めた。このような他国の人材育成の経験は、保健省疾病対策局の自信を高めることになったようだ。自国が開発したコミュニティをベースとするサーヴェイランスを自国で更にブラッシュアップしたいという方向性に対して、ＪＩＣＡが二〇〇八年以来長年続けてきた保健人材開発の技術協力プロジェクトの人材管理システムを活用するというアイデアも生まれた。またワンヘルスを進めたいＩＮＲ

Bと共に新たな技術協力プロジェクトの話し合いも始まっていたのである。

二〇一七年十二月に東京に戻り、翌二〇一八年三月に無事にIMCJを定年退職となった。一九九六年から二十二年間のIMCJ勤務で、気づいてみれば私のグローバルヘルスのキャリアは、口腔外科医としてのキャリアより長くなっていたのである（写真34）。

コートジボワール共和国保健省大臣官房顧問（派遣期間二〇一八〜二〇二一）

国立国際医療研究センター国際医療協力局（IMCJ）を定年退職になった二〇一八年に、JICA個別専門家としてコートジボワール共和国に赴任することになった。コンゴ民主共和国から域内協力としてコートジボワール共和国の支援をした経緯から、保健省大臣官房から新たに始まる二国間協力プログラム全体を支援するのが私の役割であった。西アフリカ最大の経済大国でありながら、貧富の格差は著しく大きくて、保健分野では妊産婦死亡率が近隣諸国よりも高いということが保健省だけではなく、政府の最大の問題とされていた。JICAとIMCJは、地域の妊産婦・新生児継続ケアを確立して施設の正常出産ケアを改善することを通じて、妊産婦の死亡を少なくするというモデルPRESSMNをセネガルで作っていた。セネガルの妊産婦継続ケア改善モデルPRESSMNは、IMCJがマダガスカルのマジャンガで始めた「人間的な出産ケア」と、アフリカとアジアの母子保健行政の実務者を対象として行っていた「妊産婦継続ケア」の集団研修の参加者から紡ぎ出された知見や価値観を学んだタンバクンダ州医務局長が考えたアイデアを基にしたものであった。コートジボワールの保健省と医学部の母子保健関係者らはセネガルに赴き、ＰＲＥＳＳＭＮモデルの現場を視察する機会があった。ＰＲＥＳＳＭＮモデルを国の政策として全国展開に結びつけた、セネガル保健省母子保健局の担当官たちとプロジェクト・リーダーのＩＭＣＪから派遣された後藤美穂助産師との対話を通じて、コートジボワールでもＰＲＥＳＳＭＮをコートジボワールの現状に改変して適応してみたいというコートジボワール側の強い希望が生まれたのである。

コートジボワール共和国保健省には「次官」というポストが無かった。セネガルとコンゴ民主共和国では次官をカウンタパートとして仕事をしてきた私には初めての経験であった。一般に大臣官房長をはじめとする官房幹部は政治職のために、大臣の交代に伴って幹部も交代するので、大臣官房の政策の一貫性や情報の蓄積が不足する傾向にある。そこで官房副長官であるソロ教授が官房での私のパートナーであり、かつ上司という位置付けで仕事を開始した。ソロ教授は大柄で若々しい外科医ながら、保健省技術職のトップである。現役医学部外科学教授で、ＪＩＣＡと保健省の妊産婦継続ケア技術協力プロジェクトの詳細設計の合意では、プロジェクト・ダイレクターとなる予定の頼もしい存在であった。私は、セネガルとコンゴ民主共和国保健省での経験から、副官房長と私、そして官房技術顧問の一名による週例会議をソロ教授に提案することにした。副官房長官は、省内だけでなく他の省庁との横の繋がりがあり、保健プログラムの柱でもあるＵＨＣ：Universal Health Coverageの中の国民皆保険制度（ＣＭＵ）については社会保障省と首相府、看護・助産の大学／大学院教育（ＬＭＤ）移行政策では高等教育省との会合に私も同席するようになった。

セネガルのＰＲＥＳＳＭＮモデルの現場を視察して、これをコートジボワールで実現したい、これが私の夢だ、と保健大臣をはじめ省関係者に何度も語りかけていたのはボニ教授である。ボニ教授は大学の産婦人科教授で、コートジボワール国産婦人科学会会長でもあった。ボニ教授と共にＰＲＥＳＳＭＮモデルを視察した看護・助産ケア局（ＤＳＩＭ）のジャンゴ局長、クワシー保健副総局長（保健システム担当）に助産師協会からシャルロット助産師が加わってコートジボワールの新しい妊産婦・新生児継続ケア確立のプロジェクトの準備を始めたのである。新しいプロジェクトが生まれる時は、このように夢を語るリーダーと、それを実現したいと行動できる、コアグループとしての実務者によるプロジェクト推進チームが自然にできるように思う。私は官房顧問として官房の定例会議に参加するなどのルーチンをこなしながら、ソロ副官房長とコア・グループと共にボニ教授の夢を実現するという、グローバルヘルス専門家としての私の最後の仕事に取り掛かったのである。

この夢の実現に手を貸してくれる専門家が世界からアビジャンに集まったのは、翌年二〇一九年三月のことであった。セネガルからは、PRESSMNモデルの推進者の一人である助産師のアダマ氏とPRESSMNモデルの成果を科学的に検証した一人であるサンルイ大学のパパ・ンジャイ教授、ブラジルから人間的出産の概念を発信した三砂ちづる教授、マダガスカルでブラジルからの人間的出産ケアを引き継いで根付かせることに成功した松井三明教授、そして西アフリカの助産師教育に詳しくコンゴ民主共和国の保健人材開発プロジェクトの助産師コンピテンシー調査を支援してくれたカナダのアテム教授がアビジャンのコアグループと助産師協会、保健人材養成校教員らと妊産婦・新生児継続ケアについて話し合うことができた。一九九〇年代後半から時空を超えて繋がってきた「人間的出産ケア」という、女性を守るために生まれた概念がコートジボワールに受け継がれる時が来たことを実感できた集まりであった。

コートジボワールのコアグループが作った妊産婦・新生児継続ケアプロジェクトはPACASSMNと愛称されるようになっていた。二〇二二年二月、コアグループのメンバーが来日して日本の妊産婦・新生児継続ケアの現状を視察、横浜で三砂教授や松井教授と再会をしてワークショップを重ねてPACASSMNモデルの原型が出来上がったのである。アビジャンにコアグループが戻って、これからモデルの詳細活動を決めるための基礎調査にとりかかるという時に新型コロナのパンデミックのためにプロジェクトの日本人専門家全員が避難帰国をすることとなり、調査は中止となった。翌二〇二一年三月まで私は日本からリモートでコートジボワール保健省大臣顧問を勤めた後に任期終了となった。PACASSMNプロジェクトはその後セネガルPRESSMNプロジェクトのリーダーであった後藤助産師が引き継いで、パンデミックの困難な状況において基礎調査を終了させた。その成果がプロジェクトの活動計画に反映するばかりになっていると聞いている(二〇二二年十二月時点)。私はグローバルヘルスの現場から身を引いて、日本と南仏に拠点を置いて引退生活を楽しんでいる。私は今、七十歳の元歯科医師、元グローバル・ヘルス専門家となったのである。

二　グローバルヘルス専門家という仕事へのモチベーション・問題意識

私の職業人生の後半の二十二年間勤務した国立国際医療研究センター国際医療協力局(IMCJ)のミッションに、「あらゆる国の人々が格差なく健康に暮らせる社会を目指し、医療・保健衛生の向上を推進します」という一文がある。私は、このミッションを自分の価値観においてグローバルヘルスの現場で仕事をしてきた。「あらゆる国」には我が国、日本も含まれる。格差なく健康に暮らせる社会の「社会」とは市民社会で、市民が欲する公平で格差のない社会を市民が実現することだと、私は考えている。先に挙げたグローバルヘルスの定義にも「世界中の全ての人々の健康の公平性を達成すること」という言葉がある（Koplan J. P.2009）。アビジャンの近代的な基幹病院に早朝たどり着いた子宮破裂の妊婦さんが、何のケアを受けないまま数時間廊下で放置されるようなことを、アビジャンの市民は望んでいないであろう。私がグローバルヘルスの現場に赴く時の問題意識は、格差なく健康に暮らせる社会を実現するために、貧困層の女性や子供、高齢者などの弱い立場の人たちの健康は誰が守るのか、ということであった。そこから、患者中心のケアを誰がどのように実現するかというクエスチョンが生まれたのである。患者中心のケアを実現するためには、ケアプロバイダーが患者を思いやる気持ちがなくてはできない。アビジャンの病院でケアを受けられずに不安で苦しむ女性を放置していた助産師の一人は、患者数が多すぎることや、医師が夜間に勤務していないことなどと説明するが、彼女たちの目を見ながら話していると、彼女たちの本当の気持ちは助産師として本来のケアを全ての女性にしたいのだ、ということが伝わってくるのである。サブサハラ・アフリカのように保健資源の乏しい環境で、ケアプロバイダーがケアに対する態度を改めて、ケアの質を改善するにはどうすればよいのだろうか。そもそも一人の人格をケアするとは、最も深い意味で、その人が成長すること、自己実現することを助けることである、とミルトン・メイヤロフは言っている（**文献25**）。ケアされるべき一人の人格は、コミュニティに生きていて、自治体と国の行政は一人ひとりの健康を守る責務がある。一人ひとりの人が成長して、自己実現することを助けるという視点が、国や自治体の政策などに関わることのできるグローバルヘルスにたずさわる者にこそ求められていると、私は考えている。

三　グローバルヘルス専門家の仕事の仕方　―プロセス・コンサルテーション

では、グローバルヘルス専門家はどのように仕事を進めれば良いのだろうか。立場によってその考え方は様々である。私は、活動のオーナーシップはあくまでも相手方にあって、彼らがやりたいことをサポートするのがアドバイザーの仕事だと思っている。おそらくＩＭＣＪの同僚の多くは、同じ気持ちであったように思う。地方の村まで自分が出向いて、現地の関係者と対話をし、問題を共有して、問題解決の過程をサポートするという、相手の課題解

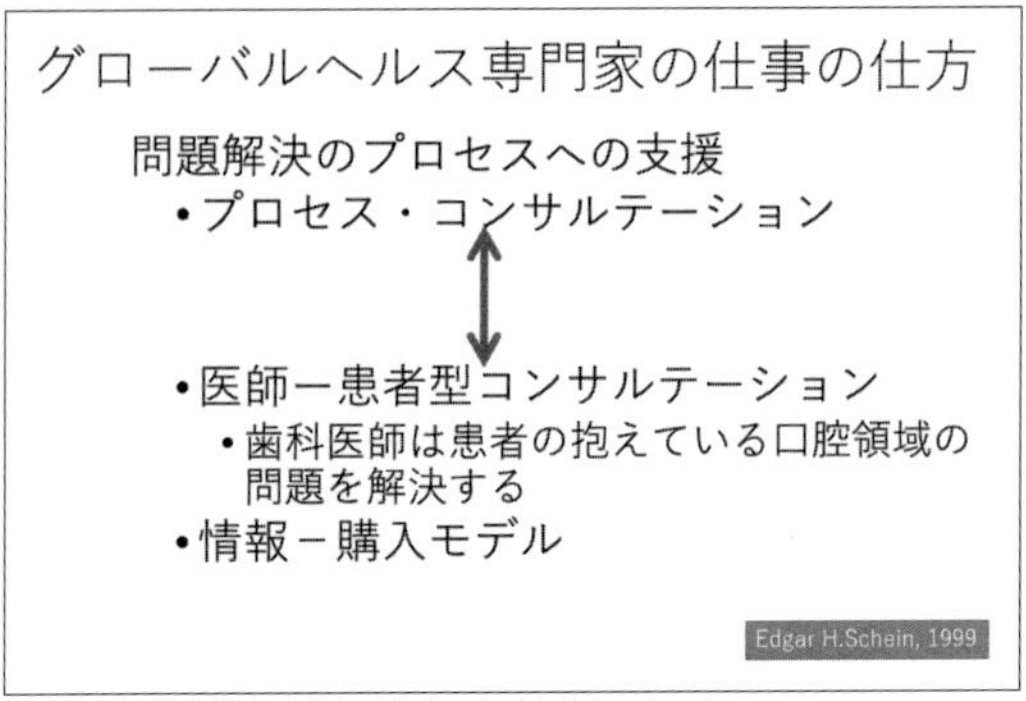
グローバルヘルス専門家の仕事の仕方
問題解決のプロセスへの支援
•プロセス・コンサルテーション
•医師ー患者型コンサルテーション
•歯科医師は患者の抱えている口腔領域の問題を解決する
•情報－購入モデル
Edgar H.Schein, 1999

図1

決に寄り添う支援の仕方である。課題解決のためにやるべきことは決まっているので、コンサルタントがやり方を決めて、現地の関係者にそれをやらせるという方法を採っている国や支援団体もある。こういう方法は、早く成果が出やすい反面、支援の終了後の持続性は低いのではないだろうか。支援の基本に、相手方の意識が変革することを大切にすると、相手方が自律して取り組みを継続できる可能性が高くなるように思う。もちろん、相手方が考えたり、気付いたり、行動することを待つには忍耐が必要である。このような仕事の仕方、問題解決のプロセスへの支援は、プロセス・コンサルテーション（Edgar H. Schein, 1999）と呼ばれて、医師の診断のもとに治療を施す、医師-患者型コンサルテーションの働き方や、コンサルタントが調査した情報を買い取る

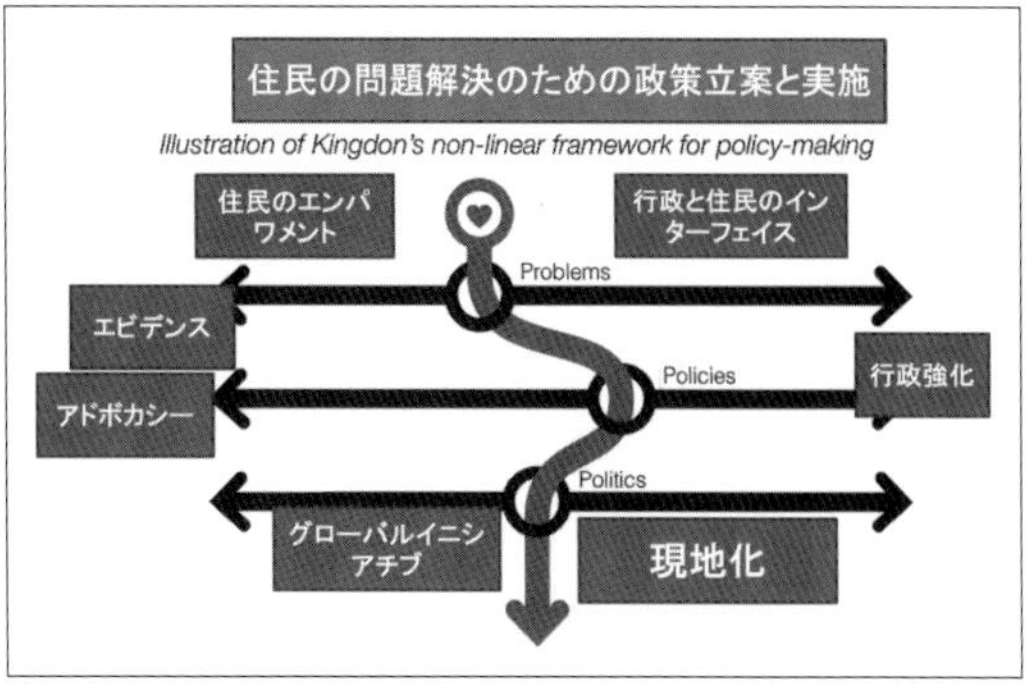

図2
Kingdon J. W, 2010、文献26より改変

ような、情報‐購入モデルという仕事の仕方と区別されている。プロセス・コンサルテーションという仕事の仕方で重要なツールとして対話が挙げられよう。専門家と相手方との対話だけでなく、相手方の関係者たちの間での対話を通じて、異なる理解の擦り合わせや合意形成が可能になるのである（**図1**）。

四　グローバルヘルスにおける政策提言の考え方

Kingdonの問題、政策、政治の枠組みを参照にして、ある国の中央省庁の意思決定機関に派遣される政策アドバイザーに求められる政策提言の考え方を示してみる（**図2**）。この枠組みの問題、政策、政治のそれぞれの三つの窓を貫く流れが直線になるのが理想的であるが、政治の都合によって政策の方向が変わるのはよくあることである。

グローバルヘルスの専門家の視点でこの枠組みを見てみよう。政策とは問題解決の手段である。問題は住民のレベルに発生するので、政策立案の過程はまず住民が自らの問題を認識して、意思表明するところから始まる。すなわち政策立案者としては、まず住民の問題を正確に把握することが優良な政策立案に繋がるとも言える。ＩＭＣＪがブラジルやボリビアで行ってきたヘルス・プロモーションのプロジェクトには、住民の健康問題について住民が自治体と対話のできる住民委員会を支援するという活動があった。住民の問題を自治体が拾い上げて、住民の意思を政策に反映させるインターフェイスとして住民委員会が機能するような支援の仕方は、自治体レベルの政策支援といえるのである。マダガスカルやコートジボワールの妊産婦死亡サーヴェイランスの強化を支援する専門家は、医療従事者と行政が地域で起きる妊産婦死亡の原因を探り、その問題解決を提案して、次の妊産婦死亡を予防するという過程を支援するのである。このような仕組みが機能することによって、問題解決のための手段が自治体によって実施されることで、住民の問題解決が進むという根拠を積み重ねることが重要である。中央省庁はそのような根拠を伴う問題解決手段を政策として立案して、政治に対してその実施の必要性を説明して理解を求めるというアドボカシーを行う。中央省庁に配置される専門家は、この政策立案とアドボカシーの過程を支援することになるのである。一方、開発途上国においては住民レベルからの問題の意思表示から始まる政策へと繋がる流れだけではなく、国連や世界銀行などのグローバル・イニシアティヴからの、いわゆる外部からの政策提案とアドボカシーが政治に対して強い影響を及ぼしている。グローバル・イニシアティヴの政策は、たいていの場合は既存の行政組織ではなくて、その政策実施のための垂直型のプログラムが組織されて、国の予算ではなく、グローバル・イニシアティヴの予算で実施される。中央レベルに配置された政策アドヴァイザーは、林立するグローバル・イニシアティヴの政策と保健省独自の政策実施を調整するメカニズムを保健省が主体となって調整する過程を支援することも期待される業務の一つである。一方、州や自治体レベル、または施設レベルに配置される専門家は、グローバル・イニシアティヴの政策がそれぞれのレベルに適応される時に、地域の風土、文化などのコンテキストに応じて改良するなどの判断を支援することが必要である。

政策提言の方法は、あくまでも私見ではあるが、各種規定、省令、計画などの文書策定の過程で生じる課題に対する提言から、配置されたレベルによっては、異なる分野の行政官または保健施設のマネージャーに対して日常的な政策決定のオリエンテーションとなるようなものまであろう。保健省の特に大臣官房、次官レベルに配置されるアドバイザーには、このように異なるニーズと課題にフレキシブルに対応することが期待される。様々な課題解決にフレキシブルに対応するためにも、アドバイザーは極力省内会議に出席し、議事録、報告書などの関連文書に目を通しておくことが日常的な業務のひとつとなる。いわば情報に日常的に暴露する状態を作っておくことが必要である。またカウンタパートと定期的だけでなく、非公式でも対話のできる環境を準備することも肝要である。グローバルな政策の流れは、背景情報として把握しておく必要があるが、政策提言の根拠となる情報は、既に出版されている記事からだけではなく、省内で共有されている情報や開発パートナー専門家の報告書にこそあるからである。ただ政策提言は、魔法の小槌のように生まれるのではなく、また無理やり捻り出すものでもなく、適切な情報を共有しながら、カウンタパートである行政官との議論や問題分析の結果、創られるように思う。すなわち、政策提言も「プロセス・コンサルテーション」（前述、Schein）を行うことであると言える。適切な政策提言ができれば、カウンタパートからの信頼は強くなり、更に良い条件で情報収集ができることになり好循環となるのであろう。

五　どのように政策提言をしてきたか

政府の二国間協力の技術協力として、セネガル、コンゴ民主共和国、コートジボワールの保健省次官または大臣官房の顧問として、私は次のような方法で政策提言をしてきた。

（一）日本と当該国の協力指針作成

まず保健省上層部とのミニ・ワークショップによる問題分析と目的分析を行って、保健省が我が国に期待する協力分野とおおよそのタイムラインを決めた。セネガルとコンゴ民主共和国では保健人材開発、コートジボワールでは妊産婦・新生児ケアがその大枠の分野であった。その協力指針の概要をＪＩＣＡと在当該国日本大使館関係者と合意をした上で、二国間保健分野協力指針として保健省全体会議で最終調整と合意形成を行った。

（二）協力指針枠組みの中での政策提言

合意された協力指針枠組みの中で、技術協力や無償資金協力プロジェクト形成を行い、保健省がＪＩＣＡに協力要請をする過程を支援した。それぞれのプロジェクトの実施とモニタリングの支援を行った。協力指針枠組みの内容は時代の要請によってフレキシブルに変更できるようにした。コンゴ民主共和国は当初保健人材開発の支援を続けていたが、西アフリカから発したエボラウイルス病のパンデミックに際して感染症対策の柱を追加することになった。しかし感染症対策に必要な人材育成という観点から当初の協力を開始するなど、既存の合意枠組みを尊重し、活用するように配慮した。

(三) 緊急なニーズに対応する政策提言

予期せぬ災害や感染症のアウトブレイクなどに対応する国レベルの対策会議に出席して、他のパートナーがカバーできず、日本の技術に優位性のある活動を特定して支援するようにＪＩＣＡと大使館に提言するようにした。セネガルの黄熱病緊急対策においては大使館の経済協力担当官と連携してタイムリーな支援ができた。コンゴ民主共和国の黄熱病アウトブレイクの緊急対応には外務省の緊急支援隊の派遣があり、保健省顧問として国の対策本部と下部委員会それぞれと支援隊で派遣された人材の専門性を配慮した調整を試みた。エボラウイルス病のパンデミックにおいては、日本から様々な支援が西アフリカにされるなか、コンゴ民主共和国保健省顧問としてエボラウイルス病対策に経験の豊富な知見を有するコンゴ民主共和国感染症対策の人材を、アフリカ域内で活用できるように政策提言を行った。

(四) 官房のマネージメントに対する支援

次官官房と大臣官房は上位の意思決定組織として良好なガヴァナンスが必要である。そこでコンゴ民主共和国では官房と主要な局で、戦略的マネージメントという概念を導入して、それぞれのレベルでPDCAサイクルを廻せるような仕組みを提案した。官房での意思決定の過程が明示され、官房と行政の実務機関である局との情報の流れを円滑にすることなどが具体的に進められた。またコンゴ民主共和国においてはSector Wide Approach to Health（SWAP）のための国家運営委員会（National steering committee）への提言も次官顧問の役割であった。

六　政策提言のために蓄積してきたこと ―保健システム強化技術協力サイクル（IMCJ／JICA）

アフリカの多くの国では、自国の行政能力のみによってレジリエントな保健システムを構築するには至っていない。そのため、国の保健システム開発計画は長期にわたって自国の外の「パートナー」に依存し続けることになる。そのようなサブサハラ・アフリカ地域の国々の保健省の上位ポストに配置されていた私の政策提言を行う時に支えとなったのは、私が所属していたIMCJの組織知であった。IMCJが行ってきた、異なる地域における異なる分野の技術協力は、多くの場合、まず研修事業に参加している様々な国の保健政策の立案者との共通の価値の創造から始まり、共通の価値に基づくプロジェクト作成、計画立案、実施、

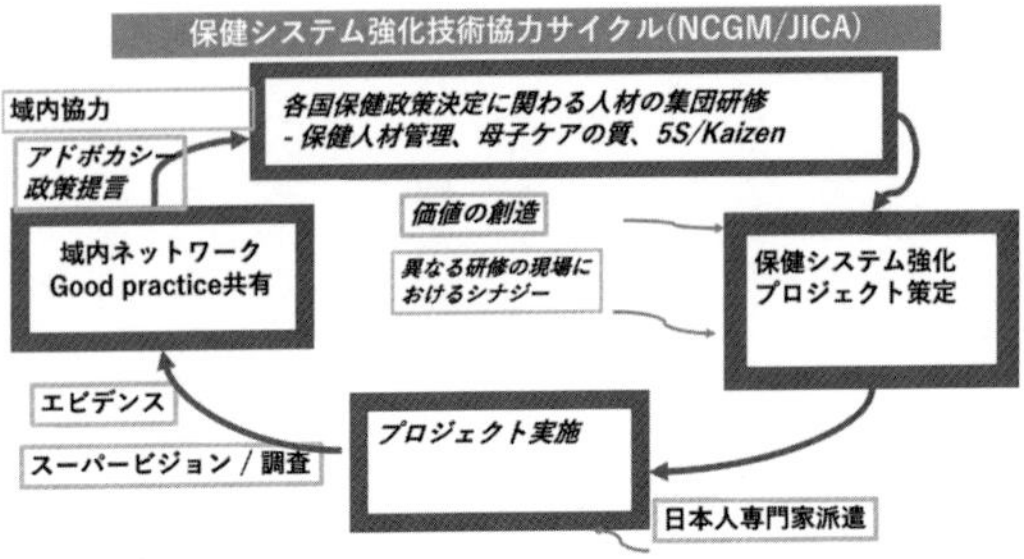

図3　保健システム強化技術協力サイクル（IMCJ/JICA）

評価までサイクルとして実施していた。他の先進国による二国間協力や世銀や国連などのグローバルイニシアティヴとは異なる、当該国の問題を当該国の価値観で当該国の人材が解決するという考え方と実践の蓄積がＩＭＣＪにはあった。これを私は、保健システム強化技術協力サイクル（ＩＭＣＪ／ＪＩＣＡ）と仮に名付けることにする（**図3、文献27**）。

　この協力サイクルは、まず複数の国々の保健システム政策の意思決定者や管理者の参加型トレーニングを通じて、保健システム強化のためのビジネス・モデル変革の基盤となる一連の価値観を生み出すところから始まる。この価値観に基づき、各国において、保健医療人材開発、母子保健の改善、エボラを含む感染症サーヴェイランス・システムの強化のような保健システム強化プロジェクトが計画・実施されてきた。プロジェクトから得られた知見やグッドプラクティスは、まず研修に参加した代表者間で構築されたネットワークを通じて共有され、その後、それぞれのテーマの参加型研修にフィードバックされてきたのである。ＩＭＣＪが関わってきたのは、保健人材開発、妊産婦継続ケア、5S-Kaizen-TQMによる病院変革などのテーマであった。

日本で実施されたさまざまな研修のテーマは、例えばセネガルでの妊産婦継続ケアの改善プロジェクトや、コンゴ民主共和国でのエボラウイルス感染症予防のための研修プログラムの基本的な価値となって組み込まれている。フランス語圏アフリカ保健医療人材開発ネットワーク（ＲＶＴ）は、二〇一〇年から日本で実施されたフランス語圏サハラ以南アフリカ諸国向けの「保健医療人材開発・管理研修」から発展したものである。十三カ国のメンバー国がネットワークを形成し、知識やグッドプラクティスを共有している。セネガル、コンゴ民主共和国、コートジボワールの保健分野での二国間協力の場合、いくつかの技術協力プロジェクトを含むプログラムが対象国の保健開発計画の一部となっており、保健省の中央レベルにアドバイザーが配置されている。保健省顧問は、保健省の一員として各局や地方医務局と協力しながらプログラムを推進することになるのである。

二〇〇〇年代初頭から、グローバルイニシアティヴは対象国の保健行政そのものを強化す

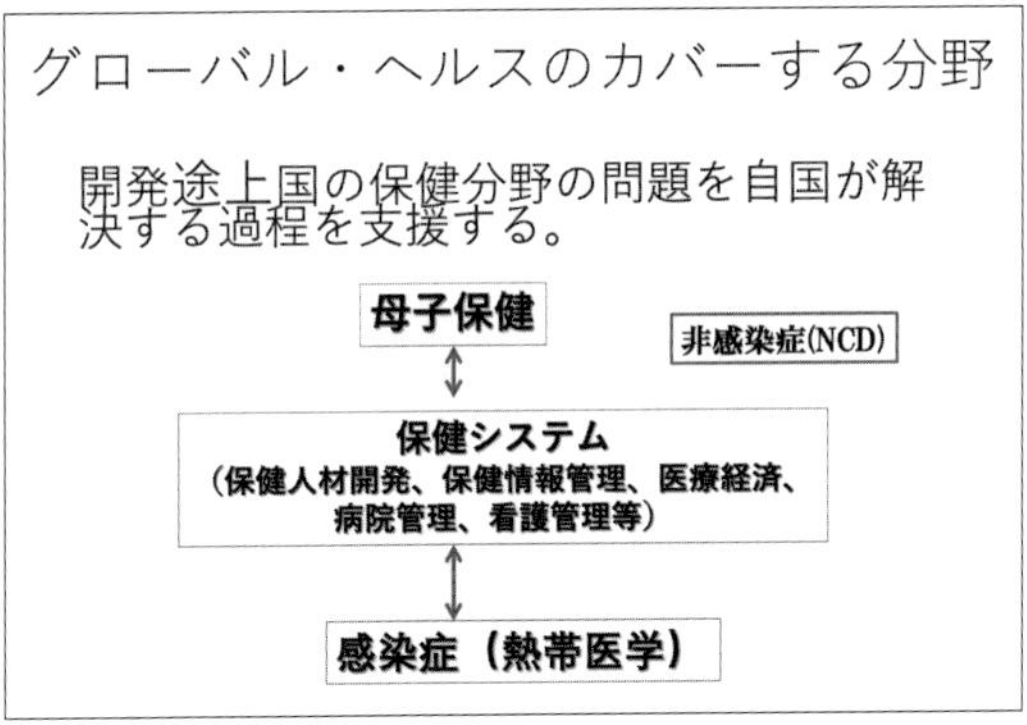

図４

う概念も出てきた（**文献28**）。

　このように人の健康問題は、保健関係者だけでは解決できないことがわかってきた。ましてや医師だけでは無理である。医師に特化される仕事は診断と治療だけである。ではグローバルヘルスを職業とする人たちとはどういうバックグラウンドを持っているのであろうか。まず現在のグローバルヘルスがカバーしているとされる分野を大きく分けると、保健システムを中心に母子保健と感染症、そして非感染症がある（**図４**）。それらの分野の中で、現在病院や大学、研究所などで専門職として働いている人たちであれば、そのままグローバルヘルスの専門家として活動することができるのである。例えば医師、歯科医師、看護師、助産師、薬剤師としての資格と経験があれば、そのまま国連機関や、ＪＩＣＡ、国内外のＮＧＯ、または私の所属していたＩＭＣＪの求人に応募することは可能である。私は口腔外科医で大学の教員であった時、カンボジアで口唇口蓋裂の子供たちの形成手術チームを立ち上げて実施してきた。資金調達や組織運営、ロジスティックの支援は周囲の人たちと相談しつつ行うという手探りの状態であったが、これもグローバルヘルスに参入したことにはなるのである。それ以外のバックグラウンドや職種や資格でグローバルヘルスを仕事にしたいのであれば、公衆衛生学を修得するのが世界の人の健康問題解決に関わる資格として認められるための近道である。

現在の公衆衛生学は狭義の医学を超えて人の健康に関わる学問である。理系学部卒業者だけでなく、人類学、社会学、経済学、教育学、心理学などの人文系学部を修了した人材も歓迎される。コンゴ民主共和国で、感染症の国境検疫のシステム強化を支援していた国連機関の専門家と仕事を共にさせていただいたことがある。その方は日本人女性で、文学部で美学を修得したというバックグラウンドで、米国で公衆衛生学修士を取得、国連のＪＰＯ（Junior Professional Officer）などのキャリアを経てグローバルヘルス専門家として活躍されている。日本の医学系（医歯薬、看護、検査など）の学部教育では公衆衛生学は必修となっている。また、公衆衛生学の分野で修士や博士号を日本で修得しても更に欧米の公衆衛生大学院に進む人たちも多い。欧米の公衆衛生大学院の高い教育の質はもちろんのこと、教員や卒業生などによるグローバルヘルス分野の仕事のネットワークは魅力的である。本書を読んでくださっているあなたがもしグローバルヘルスに少しでも興味があるのであれば、国立国際医療研究センター国際医療協力局の局員紹介のサイトを訪れてほしい。医療従事者だけでなく実に多彩なバックグラウンドのグローバルヘルス専門家たちのキャリアパスを見ることができるであろう。

二　歯学部で学ぶ若い人たちへ

この国立国際医療研究センター国際医療協力局の局員紹介のサイトには二人の若い歯科医師が紹介されている。村井真介氏と清原宏之氏である。また現在WHOには、私の知る限りでも二人の日本人女性歯科医師が口腔保健専門官としてグローバルヘルスの最前線で勤務している。WHOアフリカ地域事務局（AFRO）の牧野由佳氏と、WHO西太平洋地域事務局（WPRO）を経て現在WHO本部口腔保健部門に勤務する原田有理子氏である。四人のキャリアパスは異なっているが、歯学部を卒業後に公衆衛生学やグローバルヘルスの大学院を経ていることは共通している。国連機関と二国間協力と働く場所は異なるが、全員が研究と政策提言のできる優秀な人材で、グローバルヘルスに貢献しているのである。今歯学部で学びこれから歯科医師や歯科衛生士になる学生諸君にはこの四人の若いグローバルヘルス専門家を、この時代の新しいロールモデルの一つとしてご自分の将来のキャリア形成を考えてもらいたい。新型コロナウイルスのパンデミックとロシアのウクライナへの侵攻、留まることを知らない気候変動の流れ、そしてますます拡大する貧困格差、世界はまるで崩れ去る勢いである。一方、世界はグローバルな目標として二〇一五年にＳＤＧｓ：持続可能な開発目標（Sustainable Development Goals）を目指しており、その中でグローバルヘルスの最重要目標としてＵＨＣ（Universal Health Coverage）を挙げて、すべての人が、適切な健康増進、予防、治療、機能回復に関するサービスを、支払い可能な費用で受けられる状態を目指している。二〇二二年、ＷＨＯはＮＣＤｓ：非感染性疾患（Non-Communicable Diseases）に分類される口腔保健もＵＨＣのグローバル戦略の一つとして決議している。このような状況で国民皆保険を世界に先駆けて達成し、現在高齢者医療対策を実施している日本で歯科医学を学ぶ若い人材の幾人かは、ぜひこの四人のグローバルヘルス専門家のように世界のＵＨＣの達成に貢献してほしい。歯科医学を学ぶことは、歯科という狭義の専門性だけでなく、医学（臨床、基礎医学領域）、公衆衛生学（社会医学、医療経済）、生命科学、健康科学全般を身につけた人材となることである。そこから臨床の分野で質の高いパフォーマンスを発揮できる人材となる道、基礎医学の研究や医学教育の発展に寄与する人材となる道、保健行政、公衆衛生に貢献する道が待っている。そのためには学部で学ぶ若い人には、真面目に学問に向き合ってほしい。学問の力は、世界が今までと違って見えてくる、眼にうつらなかった事実が確かな手ごたえを持った事実として見える、そういう想像力を自分に身につけてくれる（内田義彦『学問と芸術』、藤原書店、二〇〇九）からである。そしてどのような道に進んだとしても必要な洞察力と直感が磨かれ、そこから勝負できる知恵と精神的なタフさが身に着くのである。いずれにしろ自分の価値は自分で作るもの、計画されたものではないはずである。まずは自分のうちなる声に耳を傾けることから始めてほしい。

三　現場に行くということ―コミットメントについて

私が最初に開発途上国の現場に立つことになった一九九〇年のカンボジアは治安が不安定で、日本と国交も結ばれておらず、個人の立場で赴くには勇気の要る場所であった。そのようなハードルを超えても、どうしてもその現場に立ちたいという強い気持ちはどこから来たのだろうか。その居ても立っても居られない自分の気持ちは、その現場に自分が支えることができるかもしれない状況の人たちがいることを知ってから湧き上がってきたように思う。自分のうちなる声に耳を傾けるとは、自分が知ったことを自分がどのように意識化しているかを自問することかもしれない。開発経済学者のアマルティア・センは、他人の権利が侵害されていることを知ったとき、それによって自己の置かれている状況には何ら利益をもたらさないことであっても、何らかの行動に出る決心をすることを、「コミットメント」と呼んだ（**文献28**）。第四章で書いたように、私がグローバルヘルスの現場に立つ時の問題意識は、格差なく健康に暮らせる社会を実現するために、貧困層の女性や子供、高齢者などの弱い立場の人たちの健康は誰が守るのか、ということであった。

支えられることを待っている「弱い立場の人たち」のいる現場は開発途上国だけではない。災害大国日本では明日どこかで誰かが住む家を失い、被災者となって「弱い立場の人」になるかもしれない。女性や子供、高齢者の被災者は更に過酷な状況に晒されるであろう。一九五九年九月二十六日の伊勢湾台風で愛知県の標高零メートル地帯にあった我が家は洪水に流され、七歳だった私も九死に一生を得て避難民となったことを思い出す。そういう災害の現場にいち早く現れて、被災者たちを支援する歯科医師たちがいることを私は知っている。

中久木康一氏はその一人で、臨床を続けつつ災害時公衆衛生歯科という分野の研究や研修、そして政策提言をするリーダーでもある。氏は、被災した住民を直接支援するというのではなく、災害地の住民の健康管理を自治体や地域の歯科医師、歯科衛生士と連携をして支援をする。すなわち被災者の支援にあたる「被災した保健医療職や自治体職員」を支援するというのである。グローバルヘルスで私たちが現地の住民を直接支援するのではなく、現地の医療従事者や行政官たちの支援をする仕方と同じように思う。中久木氏は、以前から新宿などで野宿者らの健康管理の活動をしている。かつて氏に週末の過ごし方を聞いたことがある。毎週のように日曜日は生活用品や市販薬や食品などを持って新宿にでかけて、野宿者らの話を聞き、彼らの生活環境や健康の問題に対応しているというのが氏の答えであった。中久木氏は、災害地の被災者と都会の野宿者らなど、健康に生きるという権利が自然災害や社会的な問題で侵害されている人たちの健康管理の支援に強いコミットメントで携わっているのである。そしてその活動は日曜日を潰す自己犠牲のようなことではなく、野宿者らの話を聞く度にむしろ自分に学びがあり、それが活動を続けている理由かもしれないと氏は言う。

　二〇一八年五月十五日の夕方、私は中久木氏と共に水道橋の東京歯科大学社会歯科学講座のセミナー室にいた。中久木氏から「支えるという事」について若い人たちと話し合ってみたいという希望があり、社会歯科学の平田創一郎教授のご好意で、社会歯科学の大学院生や大学院の履修を終えて自治体などで勤務をされている歯科医師の皆さんの参加をいただいて、ブレイン・ストーミングをすることになったからである。地域の課題を地域に住む人たちが解決するためのコミュニティデザインの実践に国内外で取り組んでおられる西上ありさ氏（http://www.studio-l.org/members/nishigami.html）にも参加していただいた。話し合いは、自治体やコミュニティの「弱い立場の人々を支えることとは何か、という課題を中心に据えることから始まった。まず日本の「弱い立場の人々」は多様で、課題も多様であるがそれらは見えにくく、解決のための手段としての市民の行動や公共事業に結びつけにくいという現状について、参加者一人ひとりの経験が共有された。住民の抱える課題は行政の統計報告や論文だけでは見えてこない、「支えること」はまず現場に出向いて人々と会い、住民や住民を支えている自治体の職員や医療従事者の話を聞くことから始めるのではないだろうか。その時、研究者や行政官、またはボランティアなどの支援者は人々と対等の目線で、対話者の尊厳を守り、信頼することに意識的でなければ、住民の信頼は得られず課題は聞き取れないであろう。課題の解決への支援の継続には行政による公共事業や外部からの支援だけでなく、住民同士の相互支援のあり方もコミュニティの中で模索する必要があるかもしれない。コミュニティにある社会資本の活用や自治体や異なる支援グループの連携調整も支援の継続には欠かせない視点である。このようなことを短時間のワークショップであったが、参加者全員で話し合うことができた。私自身も、支えられる人たちのためになる支援を届けるために持つべき支援者の考え方と行動について、改めて確認することができた貴重な機会となった。弱い立場の人を支援し、人々のケアにコミットするということは「利他」的行動と言うこともできる。伊藤亜沙は『利他とは、「聞く事」を通じて、相手の隠れた可能性を引き出すことであると同時に自分が変わることである』と述べている（文献29）。中久木氏が週末続けている野宿者らの支援活動は、もしかすると野宿者たちの声を聞くことを通じて自分も変わっているという喜びがあるのではないだろうか。グローバルヘルスの現場で「弱い立場の人たち」の支援に専念することができた私の職業人生も同じように現場で人と会い、対話をすることで自分も少しずつ変わることができたように思う。若いあなたが、もし近い将来に自分の支えを必要とする人たちがいることを知ったなら、国内外に関わらず、まずはその現場に立って人々の話を聞くことから始めてほしい。

エピローグ

部屋が急に暗くなったかと思うと、雨がベランダを激しく打ち始めた。近くに落雷があったのか、大音響でコンクリートの建物が揺さぶられた。二〇二二年十二月初旬、私は懐かしいアフリカ大陸の最後の任地であったコートジボワールのアビジャンに戻っていた。引退後の拠点の一つであるニースは冬の初めであったが、コートダジュール空港から酷暑のアビジャンまで一飛びであった。アビジャンではそろそろ西アフリカの季節風、ハルマッタンが吹くはずだが今年は遅い。グローバルな気候変動の波はここまで押し寄せているのかもしれない。以前勤務した保健省の近く、プラトーのイタリアン・レストランで再会したボニー教授は、少し痩せたように見えたが、夢は近づいたよ、とウインクした。

かつて十年にわたるコンゴ民主共和国での仕事の終わりに、地元のメディアからインタビューを受けたことがある。質問の一つは、キンシャサでの滞在で忘れられない出来事は何であったか、というものであった。私は、私が見上げるほど背の高い二人の局長が、私を見下ろしながら、「日本が初めてわれわれを『大人』として扱ってくれた」と言ったことが忘れられないと答えた。それまでは、外から来る援助する側が決めたことを言われるままにしてきた、そんな彼らの正直な気持ちが伝わってくるようであった。日本流の協力の仕方は、局長たち自身が考えなければならず、最初は面倒だと思ったが、最終的には対等に扱ってくれている、自分たちが尊重されているという印象を持ってくれたようだ、というような解説も付け加えた。そのメディアから日本の協力について聞かれたエボラウイルス病対策の第一人者である疾病対策局長が、「自分たちがやりたいことを日本の協力で見えるようにしてくれた」と言っているのを聞いた。私は、局長はちゃんとわかってくれていたのだなと少し嬉しい気持ちになったのである。

引退をしたこれからは、これまでに派遣された国々にのんびりとプライベートで訪れてみようと思っている。私たちがやってきたことが十年後、二十年後に現地に根付いているのか、終わってしまうのか、孫の成長を見届ける祖父のような気持ちかもしれない。

おわりに

本書は、私がコートジボワールに滞在していた二〇一九年の四月から二〇二〇年の三月までの一年間、白水社の月刊誌「ふらんす」に連載された「コートジボワール便り グローバルヘルスの現場から」というエッセイを軸にして書籍化したものである。雑誌「ふらんす」と言われても聞き覚えのある方は少ないのではないだろうか。白水社創設当時の発刊から九十年間続いている雑誌で、一九七〇年代のはじめフランス語を学び始めた私も毎月読んでいたものである。ほとんど文系の記事の中に畑違いのグローバルヘルスのエッセイが混じることに不安があったが、フランス語とアフリカとグローバルヘルスとの繋がりが、フランス語を学び始める若い読者に伝わることを願って書き始めた。第二章にフランス語の記載が多いのはそのためである。雑誌「ふらんす」の連載を元東京歯科大学社会歯科学講座教授の宮武光吉先生が毎月読んでくださっていて、アビジャンに住む私に twitter で励ましのメッセージをくださっていた。口腔保健協会に本書の書籍化の推薦をしていただいた宮武先生に対して尊敬と心からの感謝を表したい。

グローバルヘルスの現場で、二十年以上格差社会において派遣された国の人たちが公平に適切な保健サービスを受けることが可能になるような行政の強化や仕組みづくりを現地の人たちと共にしてきた、と私は思っている。しかし世界は、特に新型コロナウイルスのパンデミックの今は、経済的格差がむしろ拡大するという現実に直面している。またグローバルヘルスは、「世界中の全ての人々の健康の公平性を達成すること」にあるが、グローバルヘルス専門家が介入することで利益を受ける人たちと、そのことで不利益を被る人たちがいることを本書では言及できなかった。またグローバルヘルスを含む「開発」自体の孕む暴力性や功罪があることも詳しく記載することはできなかったと思う。

しかし若い人たちには自分の心のおもむくままに現場に行ってほしいと思う。現場は必ずしも遠いアフリカだけにあるわけではない。日本にも傷ついて苦しんでいる人たちがいるはずである。私が現場に行くことを決めたのは、現場にこそ真の情報があり事実があるからである。アフリカの現場から離れた今、私はそのことを痛切に感じているところである。

フランス・ニースにて　対岸のアフリカを想いながら

二〇二二年十二月

文　献

（1）Peter Piot, No time to lose–A life in pursuit of deadly viruses, W. W. Norton & Company, 2012

（2）Marc Gentilini 編著『熱帯医学』（翻訳）清水利恭、若杉なおみ、高橋央、中山書店、一九九七

（3）J. P Koplan et al, Towards a common definition of global health, Lancet 373：1993–95, 2009

（4）Bernard Katz, Nerve, Muscle and Synapse, Mcgraw–hill, 1966

（5）北山誠二、他：名古屋第一赤十字病院における過去一年間の総括、愛院大歯誌、一四：三三六〜三三九、一九七六

（6）高木博司、他編：脳の生体警告系、東京大学出版会、佐藤豊彦、他「三叉神経核における痛みの修飾作用」p43–55, 1986

（7）池田憲昭、河合　幹、Guy Princ、Jean–Marie Vaillant、Willy Rosenbaum：後天性免疫不全症候群（ＡＩＤＳ）の口腔、顔面、頸部症状、日本口腔外科学会雑誌、第三二巻(六)一〇七四〜一〇八一、一九八六

（8）Michel Dechaume, Precis de stomatologie, Masson, 1949

（9）厚生省ＨＩＶ疫学研究班、行動疫学部会青少年等グループ総括報告：田島和雄編集、池田憲昭、村井雅彦、宮村一弘、田島和雄、一般歯科診療施設におけるウイルス感染症に関する歯科医師の認識度と院内感染対策について、三一七〜三一八、厚生労働省、一九九五

（10）Deborah Greenspan：池田憲昭、栗田賢一（訳）：エイズと歯科診療、医歯薬出版株式会社、一九八七

（11）世界保健機関（著）、藤林孝司（訳）、監修：伊藤秀夫、口腔粘膜疾患ＷＨＯによる診断と疫学へのガイド、口腔保健協会、一九八二

（12）Noriaki Ikeda, Martin C. Downer, Takuo Ishii, Hideo Fukano, Toru Nagao, Kouhei Inoue：Annual screening for oral cancer and precancer by invitation to 60–year–old residents of a city in Japan, Com-

初出一覧

雑誌『ふらんす』（白水社）連載「コートジボアール便り」

第二章

二　ミレニアム開発目標から取り残された国の保健省大臣官房執務室から　二〇一九年四月号

三　女性の尊厳を取り戻すということ　二〇一九年五月号

四　命と健康は自立した国の行政によって守られる　二〇一九年六月号

五　他者の苦しみへの責任について　二〇一九年七月号

六　アフリカにおけるケアの質と多部族コミュニティ　二〇一九年八月号

七　「死ぬ病院」から「生きる病院」へ　二〇一九年九月号

八　医療資源の乏しいアフリカの田舎の出産ケア　二〇一九年十月号

九　妊産婦死亡を防ぐための作戦会議　二〇一九年十一月号

十　開発援助が必要な人たちに届くには　二〇一九年十二月号

十一　アフリカにおける「女性に敬意を払った出産ケア」の拡がり　二〇二〇年一月号

十二　人道的アクション：無名のデニ・ムクウェゲたち　二〇二〇年二月号
十三　アフリカへの長い旅の終わりに　二〇二〇年三月号

雑誌『病院』（医学書院）
第三章
二　マダガスカルで芽吹く5S-Kaizen-TQMを通した患者中心の医療
二〇一二年　七一（五）：三四二～三四三
三　5S活動を全科、全員で推進するマリ共和国の州病院
二〇一二年　七一（十一）：八五四～八五五
四　国家予算の乏しいコンゴ民主共和国国立病院院長が選んだ日本式経営
二〇一二年　七一（十）：七六六～七六九

OH ブックス 20

グローバルヘルスの現場から見えたこと
－ハルマッタンの風に運ばれて－

2023年9月30日　初版1刷発行
著　者　池田憲昭
発　行　一般財団法人 口腔保健協会
〒170-0003　東京都豊島区駒込1-43-9
電話　(03) 3947-8301
振替　00130-6-9297
http://www.kokuhoken.or.jp/
印　刷　三報社印刷
製　本　愛千製本

乱丁・落丁の際はお取り替えいたします.

ISBN978-4-89605-394-4